社会脳からみた認知症

徴候を見抜き、重症化をくい止める

伊古田 俊夫　著

ブルーバックス

カバー装幀／芦澤泰偉・児崎雅淑
カバーイラスト／サダヒロカズノリ
本文デザイン・図版制作／あざみ野図案室
章扉写真／ stanley45/iStock

はじめに

秋も深まったある日曜日、私は近くのスーパーに買い物に出かけました。街路樹の葉は落ちて、冬がすぐそこに迫っていました。

店では、妻の書いたメモに沿って豆腐や野菜をカゴに入れていきます。ふと前を見ると、顔見知りのご婦人がいるではありませんか。弁当とお茶を手に、レジへ向かおうとしています。つかの間、お互いの目が合いました。はっきりと会釈したつもりでしたが、彼女は私に気づくことなく立ち去ってしまいました——。

その婦人は、私が診《み》ている認知症の患者さんです。勤務先の病院の近くに住んでいる私は、街の中でしばしば認知症の患者さんたちに出会います。そんなとき、今という時代が「認知症の人とともに暮らす時代」であることを実感します。

認知症の患者さんとは、たとえ目が合って会釈や挨拶をしても、気づいてもらえないことがよくあります。会釈や目配せ（アイコンタクト）に気づく「注意力」が落ちているのでしょう。人の顔を見たとき、その人がこちらに気づいている、会釈をしている、笑っている、怒っている……、といった表情の変化にきちんと気づくことは、人間関係を築くうえできわめて大切なことです。

認知症の人は、周囲の人の表情や感情の変化に気づく力が落ちている——それは、なぜでしょうか……?

その理由を考えているときに、「社会脳」ということばを駆使する社会脳科学（社会神経科学）という学問に出会いました。私たちが社会生活を営むうえで不可欠な機能を担う社会脳に関する勉強を重ねるうちに、〈社会脳科学なら、認知症の人の心や感情の変化などを、より的確に解析できるのではないか〉そんな考えが芽生えてきました。

＊

——人の気持ちを理解する

——人の心の痛みをわが痛みとする

——自分のいたらなさを反省する

認知症を患うと、このような心の大切な働きが少しずつ失われていきます。まわりの人たちの気持ちを理解する力が衰え、ちょっとしたことで怒り出して暴言を吐くことがあります。極端な場合には、目の前にいる人を堂々と無視して立ち去ってしまう、直前まで語り合っていた相手を突然、無視してソッポを向いてしまうといった症状もあり、家族や親しい人に衝撃や苦しみを与えます。

認知症の人に生じる「心の変化」は、記憶の障害や知的能力の低下だけでは説明しきれません。他人の気持ちを理解し、周囲の人とうまく生活していく「社会的な能力の低下」としてとらえなければ、十分にその原因を究明することはできないのです。

人の心の社会との関わり、社会的な行動を脳機能として解明する学問、それが「社会脳科学（社会神経科学）」です。社会脳科学によって、私たちは認知症をより深く理解することができます。実際に介護にあたられているご家族のみなさん、あるいは介護福祉士や介護職に就《つ》かれている方々にとっては、患者さんの「心の変化」に起因する苦悩を大幅に軽減させることができるでしょう。

社会脳科学は、「社会脳」という脳の新たな姿を提唱しています。社会脳とは、社会生活を適切に行うために必要な脳の働き、それを中心的に担う脳の領域の名称です。近年の画像検査を用いた研究によって社会脳の解剖学的構造が解明されつつあり、社会脳科学は一気に注目を集めるようになりました。

明らかになってきた社会脳の解剖マップを初めて見たとき、私はとても驚きました。社会脳と称される脳の領域が、認知症において侵《おか》される脳の領域とほぼ重なっていたからです。

「認知症とは、社会脳が壊れる病気である」――そう考えるようになりました。同じころ、山口晴保教授（群馬大学）が編著書『認知症の正しい理解と包括的医療・ケアのポイント（第2版）』（協同医書出版社、二〇一〇年）の中で「社会脳の障害が記憶障害などとともに現れた状態が認知症である」と書かれていることを知り、意を強くしました。

私は、二〇一二年に『脳からみた認知症』（講談社ブルーバックス）を刊行し、脳機能からみた認知症の体系的な解説を行いました。その中で、認知症の理解に重要な、今後注目すべき理論として社会脳理論を紹介しています。

二〇一三年五月、米国精神医学会は認知症の診断基準を改訂し、「社会的認知の障害」（他人の心や気持ちを理解することを「社会的認知」と呼び、社会脳の基本的な働きの一つ）を認知症の診断根拠の一つとすることを決めました。これは、社会脳理論が認知症診断学の中に正式に取り入れられたことを示すものです。

この新しい動向をふまえ、本書では、社会脳の視点から認知症の症状全体を改めてとらえ直し、認知症の人の行動と心理を社会脳科学の立場から解説していきます。米国精神医学会の新しい診断基準の普及とともに、社会脳科学関連の書籍への需要が増加していくものと思いますが、本書がその先駆けとして読者のみなさんのお役に立てば幸いです。

社会脳と聞くと難しいものと思われそうですが、介護にあたるご家族や介護職にある方々に、ぜひともこの考え方を知っていただきたいと思っています。前記のように、認知症の人の心に生じる変化をより深く理解することで、介護に際しての心理的負担や苦悩からずいぶん解放されると考えられるからです。

また、若い年代＝現役世代で発症し、社会との関わりが深い時期に症状が深まっていく「若年性認知症」（六四歳以下で発症した認知症）を理解するにあたっても、社会脳科学の視点が重要になってきます。社会脳の働きの低下は、社会生活の破綻《はたん》を来《きた》しやすく、若年性認知症の患者さんやその家族の方々が直面するさまざまな問題と密接に関わっているからです。

また、社会脳の働きが低下したときにどのような症状が現れるかを知っておくことで、認知症の早期発見につながる可能性があります。若年性認知症に関心がある方には、特にお読みいただきたいと思っています。

＊

わが国の認知症患者が四六〇万人を超え、予備軍が四〇〇万人いる事実が最近、公表されました。この憂慮すべき事態に目を向け、認知症を早期に診断し、治療・予防の軌道に乗せる知識を詳細に解説することを、本書の第二の目的としています。

九〇歳を超えると五割の人が、九五歳を超えると八割の人が認知症になるという調査結果も出ています。長生きをすれば、誰でも認知症になりうる時代です。ぜひ多くのみなさんが認知症を正しく理解し、認知症の人の心の状態を知り、また、認知症を予防する対策を試みてほしいと願っています。

本書は、第1章から第5章までを、社会脳科学、社会脳という視点からみた認知症の解説に割《さ》いています。第6章以降では、認知症の早期発見や早期診断、予防に関する知識を解説しています。前著の内容と重ならないよう、新しい知見を整理して盛り込みました。

米国のベースボールリーグはメジャーとマイナーに二分されていますが、認知症にもメジャーとマイナーが存在します。マイナーのうちに診断して、治療を開始するという方向が、認知症医療の最新トレンドになっています。米国精神医学会で提唱されたこの考え方についても、第6章以降でご紹介します。

うつ病や認知症の増加を背景に、現代社会を「思考や知性の危機の時代」としてとらえることが可能です。そのような時代の到来に対する一つの先駆的な予言として、都筑卓司『マックスウェルの悪魔』(講談社ブルーバックス、初版一九七〇年、新装版二〇〇二年)における考察をご紹介し、思考や知性の危機についても思いをめぐらせてみました。

認知症の増加を、社会における思考や知性の危機の一つの表れとしてとらえると、何が見えてくるのでしょうか? 読者のみなさんと一緒に考えてみたいと思います。

本書では、実際の患者さんの事例を数多く取り上げ、具体的でわかりやすい記述を心がけました。いずれの事例も、私自身が診療してきた患者さんをモデルにしていますが、職業やエピソードなど個人情報に関わる部分は適切に変更し、個人が特定されないよう配慮しています。

本書には、脳の画像としてＭＲＩ（核磁気共鳴画像法）、ＣＴ（コンピュータ断層撮影）、ＳＰＥＣＴ（単一光子放射断層撮影）の三つが登場します。ＭＲＩとＣＴは脳の「形」を映し出す検査であり、ＳＰＥＣＴは脳の「血流量」を画像化する検査です。

たとえ形が正常であっても、血流が低下したときには脳の働きは低下します。脳ＳＰＥＣＴを使うことで、ＣＴやＭＲＩではわからない変化（機能低下）を描き出すことができます。この点については前著で詳しく解説しましたので、ご参照ください。

第6章でも紹介するように、最近は脳ＳＰＥＣＴでドパミン代謝を画像化する検査が可能となっていますが、断りのないかぎり、本書で扱う脳ＳＰＥＣＴは血流画像です。また、同じ画像診断法に属する検査法としてＰＥＴ（ポジトロン断層画像診断法）や機能的ＭＲＩ（ｆＭＲＩ）などがあり、社会脳研究で使用される中心的な研究機器となっています。本書では、研究論文からの引用のかたちで両者の写真を利用させていただきました。

社会脳からみた認知症　もくじ

第3章 社会脳の視点から認知症をとらえ直す

——①社会的認知

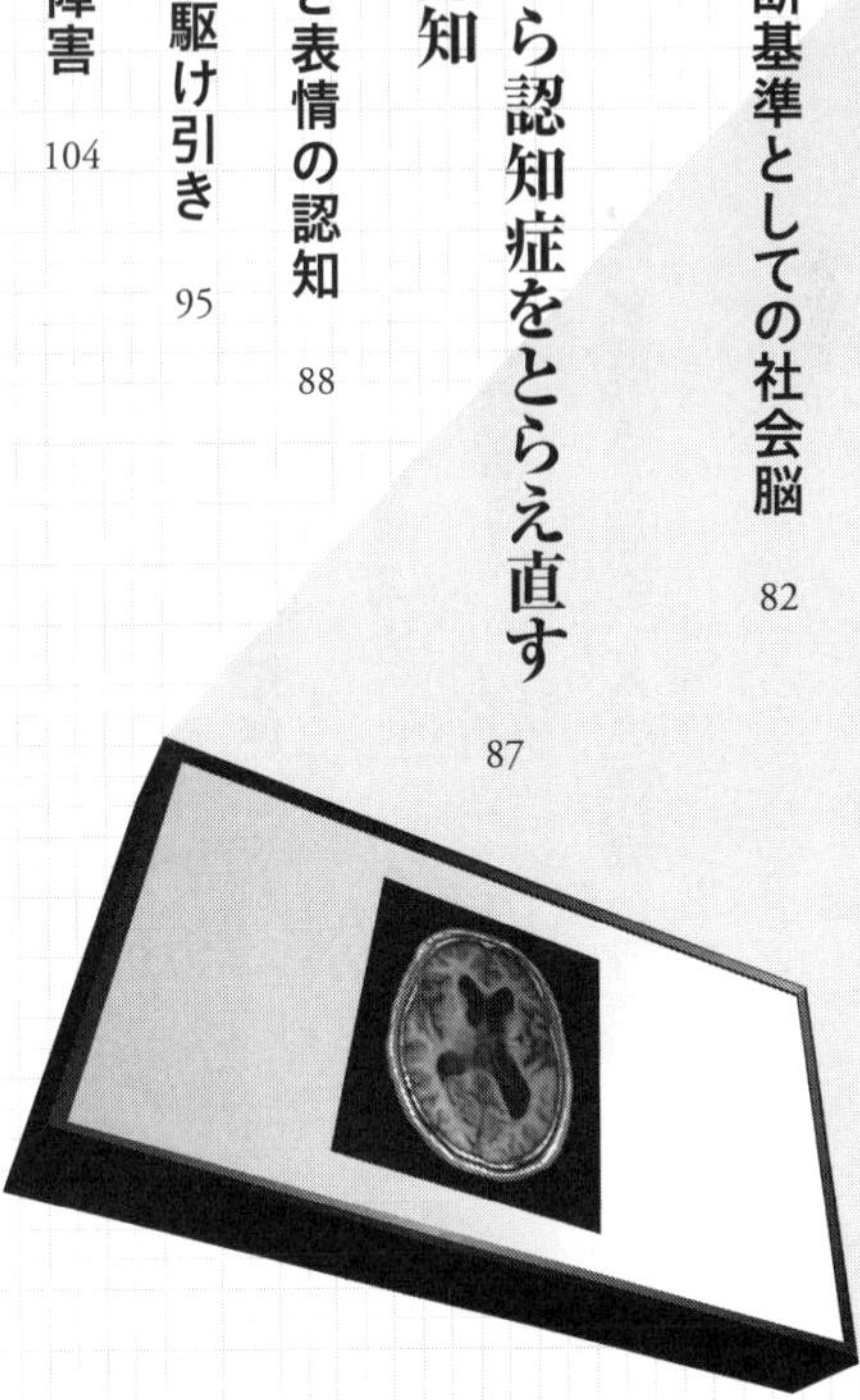

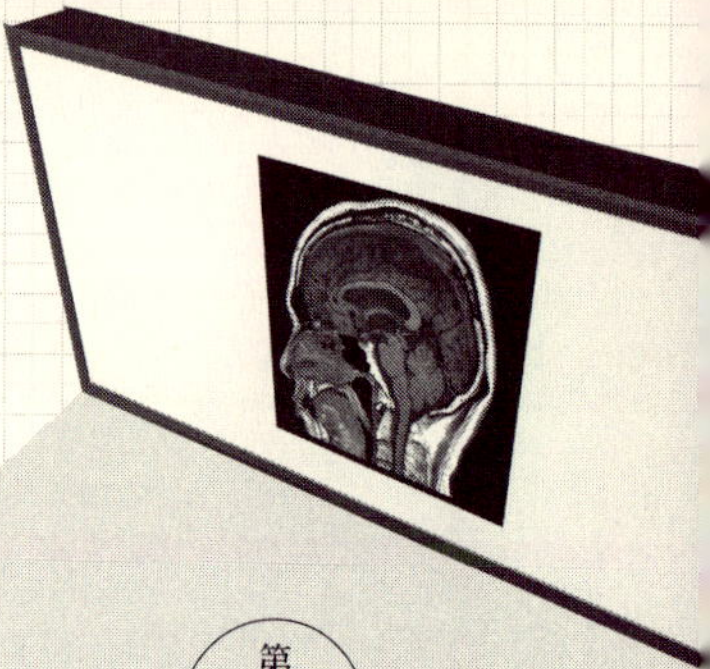

第6章 早期発見して重症化を防ぐ――認知症における新しいミッション

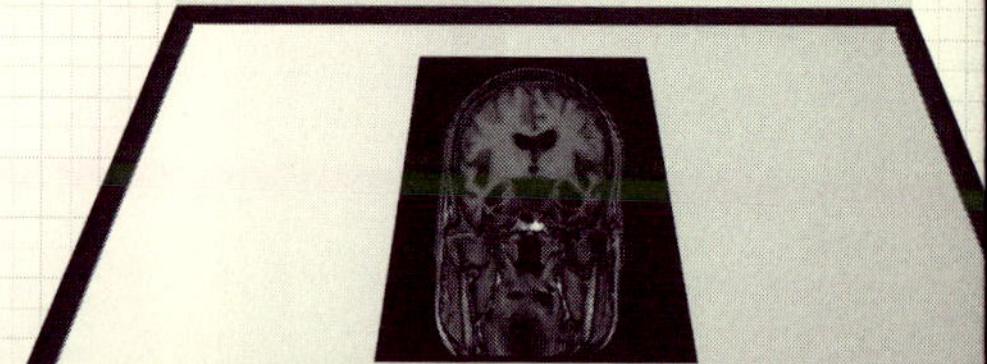

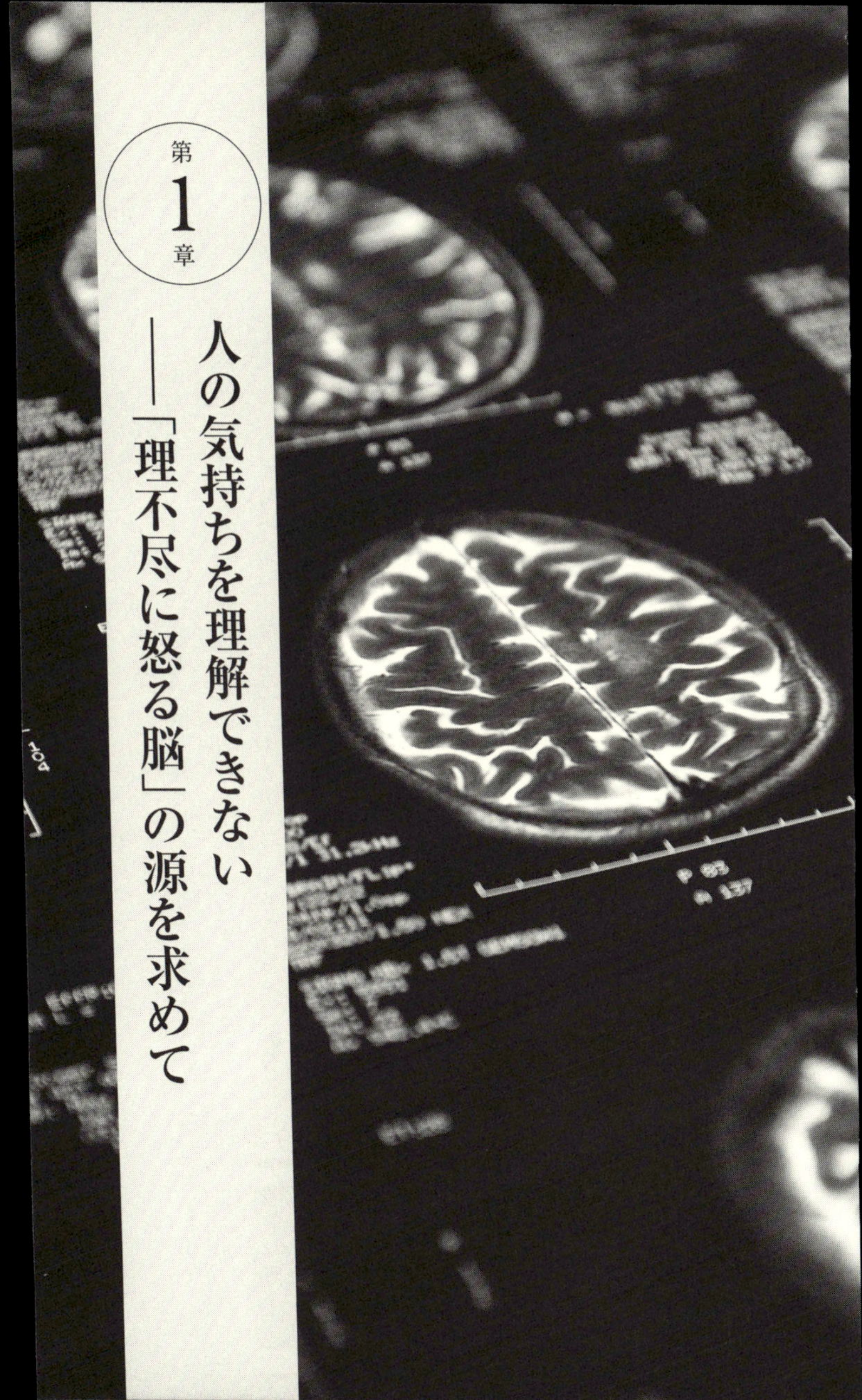

第1章

人の気持ちを理解できない
——「理不尽に怒る脳」の源を求めて

「認知症とは、社会脳が壊れる病気である」

本書の冒頭で、私はこう書きました。それでは、社会脳が壊れることで、いったいどのような症状が現れるのでしょうか？　まずは、三人の認知症の方にご登場いただき、各人の症状をみてみましょう。そして、それぞれ脳のどこが損なわれたときの症状なのか、脳ＳＰＥＣＴ検査の結果に沿って考えていきます。認知症と社会脳の深い関係を実感していただけるはずです。

① 人の気持ちを理解できない、理不尽に怒る、人を無視する

◆「人の気持ちを理解できない」

「子供たちが何を考えているのかわからなくなった」

小学校で先生をしているＡさん（五〇代、男性）は、数年前から物忘れが目立つようになり、最近になってこのような変化を自覚するようになりました。元来が頭痛もちということもあり、「自分の脳をよく調べてほしい」と外来にやって来られました。元気そうで言葉もしっかりしており、日頃のことに関する質問にもほぼ的確に答えます。書類の提出期限を失念した失敗体験か

ら、Ａさんはメモを取ることで物忘れを補っていました。メモ用紙で机の上がいっぱいになるなどの弊害はあるものの、何とか仕事を続けてきたといいます。

しかし……。

教室で生徒たちが落ち着かなくなり、子供たちが「あの先生、変だ」と騒いでいると同僚から指摘され、事態は深刻になっていきました。以前なら、朝に教壇に立つと、ざっと教室を見まわしていつもと違う表情や顔色を示す子供がいないかどうかをチェックしたものです。

いつもとようすの違う子、具合の悪そうな子、どこかそわそわして落ち着かない子……。短時間の朝礼でそのような子供が見つかると、つねに気にかけながら一日を送っていました。それは教師としての最も基礎的な仕事でしたが、同僚からの指摘を受けて、ここ数ヵ月、子供たちの表情やようすを把握する作業ができていなかったことに気づいたのです。

授業中も、生徒たちが理解しているかどうか、興味を感じてくれているかどうかといったことについて、ほとんど気にかけないようになっていました。機械的に授業を行い、騒ぐ子がいれば怒って怒鳴るようになりました。以前にはなかったことです。

検査の結果、Ａさんは若年性アルツハイマー型認知症の初期と診断されました。アルツハイマー型認知症は、患者数の最も多い代表的な認知症です。さまざまな症状が現れますが、「人の気持ちがわからなくなった」と訴えた患者さんは、Ａさんが初めてでした。

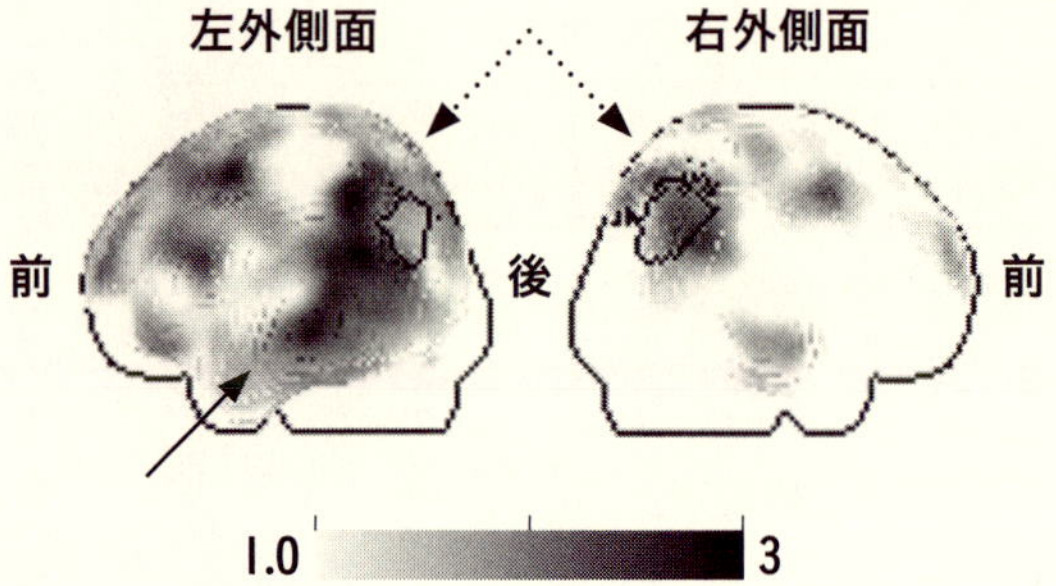

図1-1 Aさんの脳SPECT

脳を横からみた画像。黒く塗られている部分が脳血流量が低下していることを示しており、黒味が強いほど血流低下の度合いが高い。左側頭葉(→)、左前頭葉、両方の頭頂葉(点線→)に血流低下を認め、アルツハイマー型認知症と診断した。

アルツハイマー型認知症では周囲の人の気持ちを理解する力が落ちますが、本人はあまりそれを自覚しないことが特徴です。ところがAさんは、「教室の子供たちの気持ちを理解できなくなった」と自ら訴えたのです。

まわりの人の気持ちが理解できなくなると、同時に、自分自身について適切に反省することもできなくなるものですが、Aさんにはまだ「反省する力」が残っていたと言えるでしょう。Aさんの病気がかなり初期の段階で診断できたためと考えられます。

◆表情を理解する脳

脳SPECTでAさんの脳を検査してみました(図1-1)。SPECTは核医学検査の一つで、脳の血流量を測定し、画像化したものです(本章

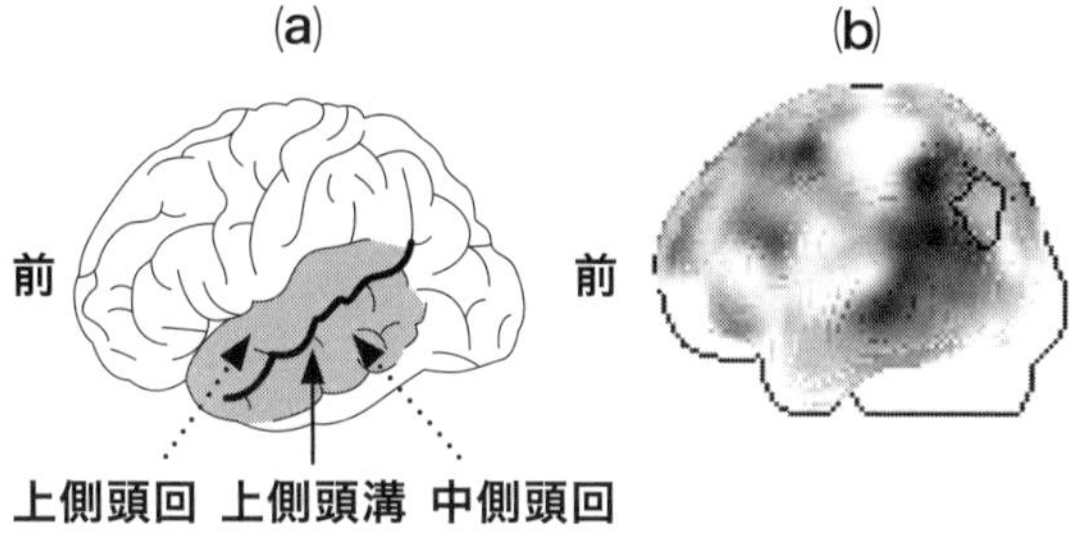

図1-2 上側頭溝周辺皮質

(a)脳を左側からみた模式図。太い線（→）が左上側頭溝を示す。上側頭回と中側頭回のあいだにある溝。
(b)脳を左からみたAさんのSPECT画像（図1-1の左外側面図）を並べて表示したもの。Aさんは左上側頭溝周辺の領域（上側頭溝周辺皮質）で血流が低下しており、機能低下が疑われる。

第３節で解説）。脳梗塞や動脈閉塞が起きているなどの特別な場合を除いて、血流の低下は脳機能の低下を反映しています。

　Ａさんの脳では、両方の頭頂葉と左側頭葉に血流の低下が認められ、その部位の脳機能が低下していることがわかりました。「記《き》銘《めい》力」（新しいことを記憶する力）の低下が目立つことと、頭頂葉などの血流が低下していることを根拠に、Ａさんは軽度のアルツハイマー型認知症と診断されました。この脳ＳＰＥＣＴによる所見から、「子供たちの気持ちがわからなくなった」という症状をうまく説明できるのでしょうか？

　側頭葉には「上側頭溝《じょうそくとうこう》」という溝があります。側頭葉を構成する上側頭回、中側《ちゅうそく》頭回、下側《かそく》頭回のうち、上側頭回と中側頭回を隔てる溝が上側頭溝です（図１－２）。「回」は、脳の解剖学的な単位を示す言葉です。

上側頭溝の周辺の大脳皮質には、特別な働きがひそんでいます。「相手の視線をキャッチして、相手の気持ちを推測する」という働きです。他人の表情をみて、その人の気持ちを理解するというとき、私たちはまず、相手の目をみます。目に表れている生気や輝き、視線の向きや動きなどから、その人の気分、気持ちを探ります。そのとき、脳内で最初に反応するのが、上側頭溝周辺皮質なのです。

社会の中で、多数の人々を相手に人間関係が築かれるときには、上側頭溝周辺皮質の仕事はグンと広がって大忙しです。多くの人たちの機嫌や雰囲気、気持ちを把握しなければなりません。みんながいっせいに笑い出したときに、なぜ笑っているのか自分だけが理解できなければ誰でも焦ります。個々の表情から彼らがなぜ笑ったのかを突き止めようとする際にも、上側頭溝周辺皮質は全力で活動しています。

周囲の人たちが何を考えているのかさっぱりわからなくなったとき、人は孤立感を感じます。それが長引けば、社会生活をうまく営むことは難しくなっていくでしょう。社会脳の活動は、相手の視線や表情を読み取る上側頭溝周辺皮質の働きの上に成り立っていると言えるでしょう。

脳SPECTによる所見から、Aさんの悩みの原因が判明しました。側頭葉・上側頭溝周辺皮質の働きが低下したことで、相手の表情から気持ちを読み取れなくなっていたのです。子供たちの変化に気づけなくなっていたのも、このことが原因です。

簡単には治療に結びつきませんが、「人の顔や表情をみて相手の気持ちを読み取ることが苦手になった」という自覚をもつことで、いくらか仕事に取り組みやすくなるでしょう。Aさんには、子供たちの状況を把握するためにゆっくりと時間をかけて接すること、可能なかぎり会話することを心がけるようアドバイスしました。Aさんはごく初期の認知症ですので、あと数年は何とか仕事ができるよう支援したいと思っています。

◆些細なことで怒り出す

交通事故による外傷とアルコール依存症、脳出血の既往歴のある五〇代の男性・Bさん。両親宅に居候していましたが、入院を機に同居を拒否され、サービス付きアパートに入所していました。入所後しばらくは静かでしたが、徐々にまわりの人々の言動に刺激を受け、やがて毎日のように怒りを爆発させるようになりました。

——他人の部屋へ無断で入ることを注意されると怒り出す
——隣の部屋のテレビの音がうるさいと怒鳴り散らす
——リハビリ（デイケア）に際し、スリッパではなく靴を履《は》くよう注意されて怒り出す
——文字を書くリハビリ訓練中に、うまく書けずに怒り出す

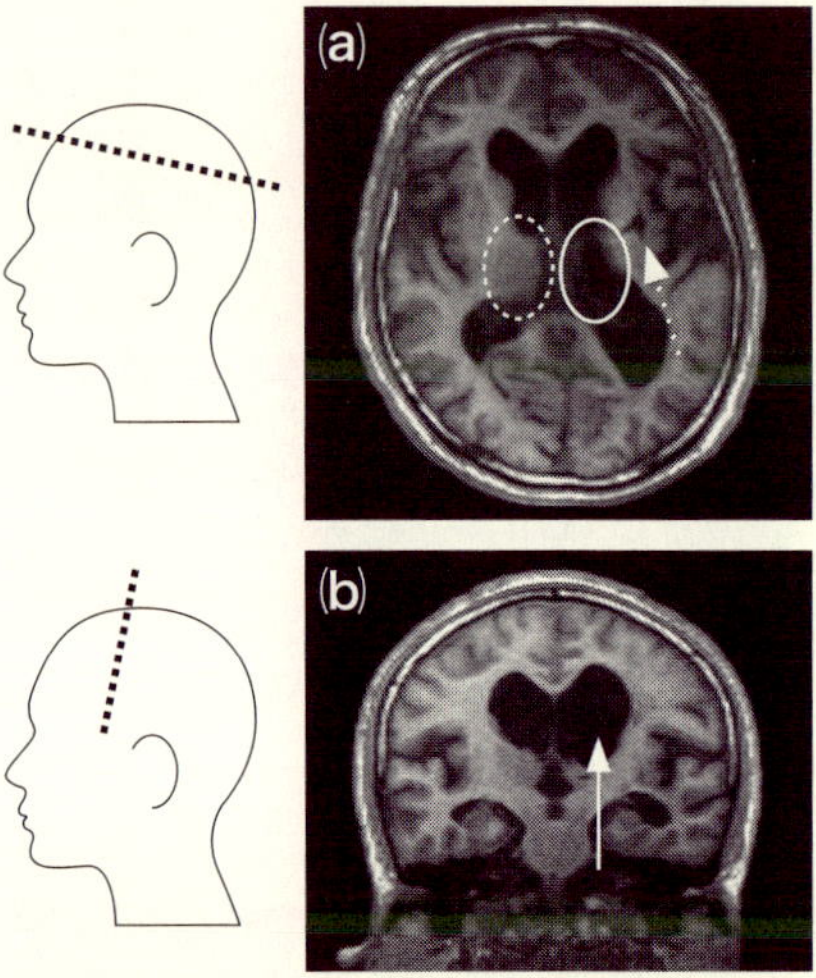

図1-3 BさんのMRI（左の横顔で画像のスライス面を点線で示している）

(a)顔面に垂直にスライスした画像。左の視床（実線円）は萎縮してみえていない。右の視床（点線円で表示）はみえている。左に脳出血の跡（点線→）が認められる。
(b)顔面に平行にスライスした画像では、視床が縮んでいることがわかる（実線→）。

――目薬や湿布薬の使いすぎを注意されて怒り出す

　こんな具合です。たえずイライラした表情を示し、怒る症状は収まりません。両親が同居を拒否したのも、この「ちょっとしたことですぐ怒る」症状が原因だったといいます。

　Bさんは、運転手をしていた三〇代初めに、交通事故で左脳に外傷性脳出血を起こしています。当時の病状の詳細は不明ですが、右半身の軽い運動障害（右手足の動きが悪い）とハキハキと言葉を話せない（言語障害）という後遺症があり、事故以降は定職に就いていません。

　そのBさんが今回、同じ左脳に高血圧性脳出血を起こしました。ＭＲＩ検査（図１－３）では、左の「視床《ししょう》」という部分に脳損傷の跡を（三〇代での交通事故時のものでしょう）、その外側には脳出血の跡を認めました。視床は、認知症の発症に関与する部位です。三〇代で視床に大きな損傷を負ったBさんには若干の知能低下があったものとみられ、それが社会復帰できなかった原因の一つと推測されました。

右半身に片麻痺を認めるBさんですが、歩くことはできました。日常生活における会話に不便はありませんが、ちょっと複雑な内容になると話し合いが成立しません。三〇点満点で、二〇点以下のときに認知症が疑われる「改訂長谷川式簡易知能評価スケール」という検査の結果は七点でした。ただし、話しかけられた言葉を理解できない「感覚性失語症」による理解力の低下があることを考えると、実際の知能はもう少し高いと考えられます。

しかし、新しいことを覚える力（記銘力）や、日時の感覚や今いる場所を理解する力（見当識《けんとうしき》）が低下していました。Bさんの認知症は、脳外傷後遺症に血管性認知症が合併した混合型認知症と考えられました。

前述の通り、日常的に最も困難を来す症状は「ちょっとしたことにすぐ怒り出す」ことで、「易怒性《いどせい》」と呼ばれています。Bさんは、この易怒性が原因で両親から同居の受け入れを拒絶され、サービス付きアパートでも他の入居者とうまくいかず、同種の別のアパートに移ることを余儀なくされました。

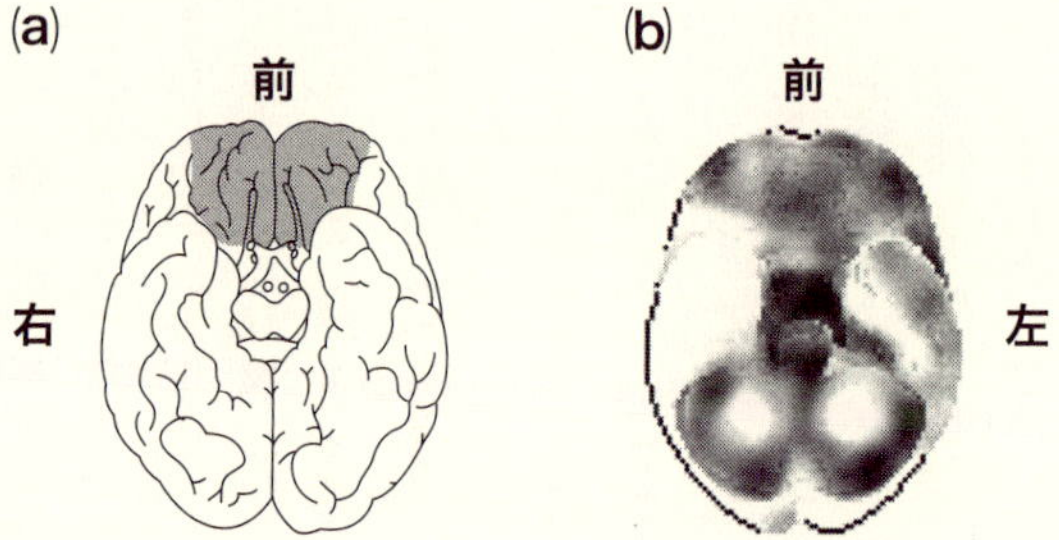

図1-4 前頭葉基底部の機能低下を示す脳SPECT

(a)脳を下からみたときの模式図（脳底面）。アミかけ部分が前頭葉基底部を示す。前頭葉基底部は社会脳を構成する重要な領域である。
(b)Bさんの脳底面のSPECT画像。前頭葉基底部が黒く表示され、脳血流の低下（脳機能低下）が疑われる。左右両方の前頭葉基底部の機能低下を示す例では、易怒性などの症状が現れる可能性がある。

◆易怒性はなぜ生じるか

Ｂさんが示す易怒性について、より深く解明するために脳ＳＰＥＣＴ検査を行いました（図１－４）。Ｂさんの脳ＳＰＥＣＴによる所見で注目すべき点は、左右両方の前頭葉基底部（腹内側《ふくないそく》前頭前皮質）に血流の低下を認めたことです。

いつもイライラしていて些細なことで激しく怒り出すＢさんは、焦燥感や怒りをまったくコントロールできていません。前頭葉基底部には「物事を理性的に判断し、衝動を抑制する力」「我慢する力」があると考えられています。この部位が侵されることで、感情のままに、あるいは欲望のままに行動しかねない危うさが生じると考えられています。

怒りをコントロールできないＢさんの易怒性

は、前頭葉基底部の脳機能低下を反映して起きていると考えられました。後述するように、怒りの感情そのものは、扁桃体《へんとうたい》や島部、視床下部などと呼ばれる部位で発生すると考えられていますが（124～126ページ参照）、怒りを抑える機構である前頭葉基底部の働きによって、私たちは感情をコントロールして生きていくことができます。

Bさんの場合はそれができなくなっているために、自身の不満や焦燥感をそのまま怒りとして発散してしまうものと思われます。脳SPECTは、そのことを教えてくれました。

◆立ち去り行動

「こんにちは」

診察室のイスに腰掛けるとき、Cさん（七〇代、男性）はいつも、きちんと挨拶をしてくれます。「今日は機嫌がいいのかな」と思っていると、間もなくプイッと立ち上がり、無言で診察室から出て行ってしまいます。Cさんの診察ではつねに起きる出来事で、いくら呼び止めても決して立ち止まってはくれません。

ところが、病院の廊下を数分散歩すると、ふたたび診察室に戻ってきて「先生、こんにちは」と挨拶してくれるのです。診察中はこの繰り返しです。Cさんのような、向かい合って会話をしている最中に突然立ち去ってしまう症状は「立ち去り行動」などと呼ばれています。目の前にいる人を無視する、あるいは目の前にいる人への関心を持続できないことが背景にあると考えられています。

この奇妙な立ち去り行動は、Cさんの異常に娘さんが初めて気づくきっかけとなった症状でした。孫が生まれて喜んだCさんですが、孫のいる娘の家を訪ねても、すぐに関心が薄れて帰ってしまいます。自宅に戻るとまた孫の顔を見たくなって娘宅を訪れる、ところが短時間で関心が薄れてまた帰宅する……。一日のうちに何度も、娘宅と自宅とを往復していたのです。

Cさんは本来、とても優しい人柄で、孫を心から可愛がっていたのでしょう。だからひんぱんに娘宅を訪問するのに、病気のためにその気持ちを維持することができず、立ち去ってしまうという行動パターンが現れたのです。その繰り返し行動を娘さんが怪訝《けげん》に感じたことが、認知症診断への第一歩になりました。

認知症ではときどき、周囲の人を無視するような言動が観察されます。会った最初の瞬間には関心をもってくれているのですが、わずか数分間でその関心は薄れ、やがて消えていってしまいます。意図的な無視ではなく、関心が持続しないと推測されています。

また、認知症の初期には「何かに取りつかれたような」「心だけ別の世界に行ってしまったような」状態が認められることがあります。家族と団らんしていても、言葉に気持ちがこもらずに生返事ばかり返ってくる。話している最中にすっと立ち去ってしまう……。家族や親しい友人が最も悩まされ、苦しまされる症状の一つです。このような症状は、脳のどのようなしくみから生じるのでしょうか？

顔つきや表情をみて相手の気持ちを推測することは、人間の最も大切な能力の一つです。他人を理解するとき、その前提としてその人に対する関心をもつことが必要不可欠です。好き嫌いは別にして、目の前の相手に関心を抱き、その人について考えようとする気持ちがなければ、人間関係が進展することはありません。そのような気持ちを生み出す機能は、脳のどこに存在しているのでしょうか？

◆人を無視する脳の源

社会脳科学の研究によって、そのしくみが解明されてきています。

人と人とがさまざまな人間関係を結んでいく第一歩は、相手に関心を抱くことです。関心がわかない相手であれば、それ以上の関係は生じません。他人に関心をもつ——社会の中で人間関係が築かれていくこの第一歩は、前頭葉内側面《ないそくめん》（前部帯状回《ぜんぶたいじょうかい》）によって踏み出されると考えられています。

図1－5に、Cさんの脳のMRI像を示します。Cさんは、前頭側頭型認知症と診断されました。主に前頭葉と側頭葉が侵される認知症で、ピック病とも呼ばれるものです。Cさんの脳の画

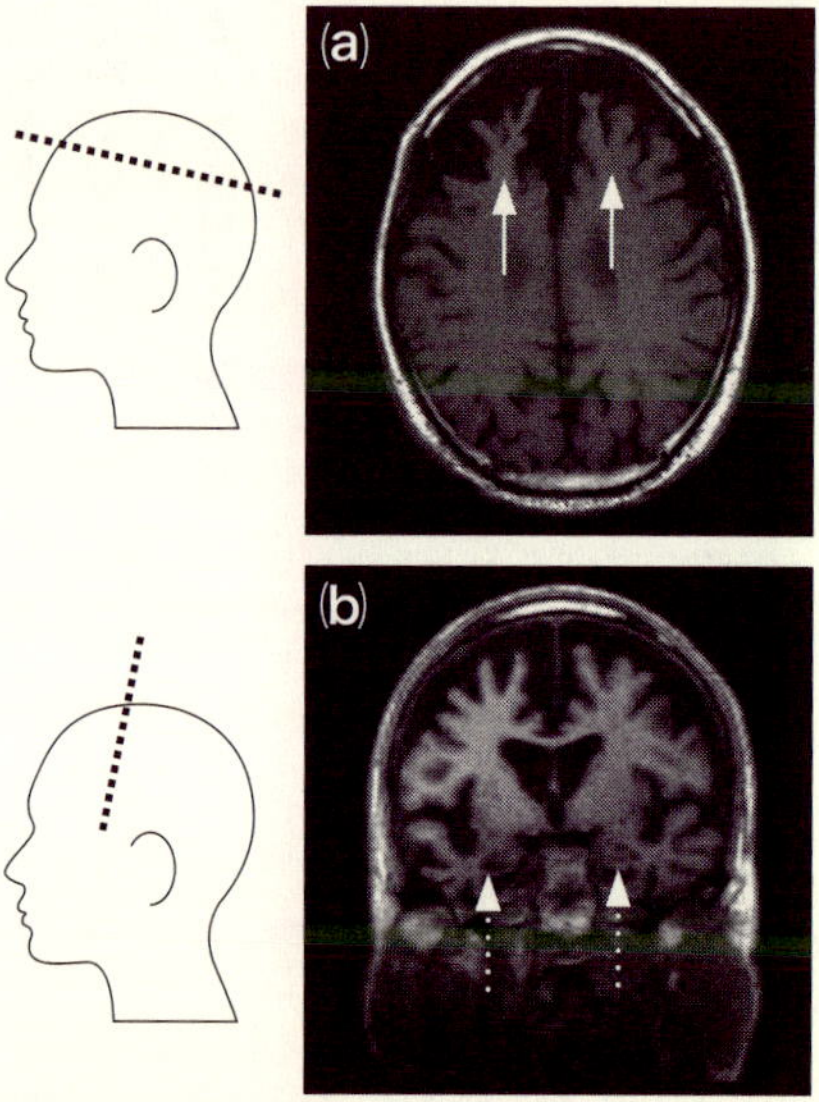

図1-5 前頭側頭型認知症のCさんの脳のMRI
(a)両方の前頭葉が薄く萎縮している。特に、内側面の萎縮が強いことがわかる(→)。
(b)前頭葉とともに側頭葉も萎縮し、扁桃体の近く(点線→)も萎縮している。

像診断では、前頭葉の内側面（ここに前部帯状回があります）が著しく萎縮（衰え縮むこと）していることが示されています。

診察中に診察室を出たり入ったりする奇妙な行動の背景には、あるいは、自宅と娘宅を何度も往復する行動の背景には、前部帯状回が萎縮したために、目の前にいる人への関心を安定的に保つことができないという病状があるのだと推測されます。

なお、CさんにSPECT検査を行おうとしましたが、検査中に動かれてしまい実施できませんでした。SPECTでは、患者さんに二〇分ほど安静な姿勢を維持してもらう必要がありますが、Cさんは数分間しか集中力を維持できないのです。おそらく、人への関心を短時間しか維持できないことと同一のメカニズムによるものと思われます。

◆認知症理解の新段階

前項までで、三人の患者さんのエピソードと脳の画像をご紹介しました。認知症の人が示す行動や心理症状には従来、なかなか理解しがたい内容のものが多くありましたが、近年の画像診断技術と脳科学の発達によって、病態やメカニズムが少しずつ解明されてきていることが、ある程度おわかりいただけたと思います。

上側頭溝周辺皮質、前頭葉基底部（腹内側前頭前皮質）、前部帯状回などの耳慣れない解剖学的な名称にとまどった方もいらっしゃると思いますが、人を無視する、怒りを我慢できないなどといった「心の変化」は、こうした部位の障害に原因があったのです。そのことを明らかにしてきたのが、「社会脳科学」という学問です。

認知症という病気と長く向き合ってきた私自身、患者さんのご家族に対して症状を説明する際に、うまく答えられないことがありました。たとえば次のような質問です。

——認知症の人が、目の前にいる人を無視するのはどうしてか？

——ちょっとしたことですぐカッと怒り出すのはなぜか？

——奥さんに暴力を振るうのはなぜか？

——認知症の人は、どうして介護する家族の大変さを理解してくれないのか?

——お嫁さんの入浴中に浴室を覗《のぞ》こうとするのはどうしてか?

——自分が病気であることがなぜわからないのか?

これらの質問に対し、社会脳科学が蓄積してきた知見を応用することで、わかりやすく説明できるようになりました。社会脳科学と呼ばれる新しい学問の進歩こそ、認知症理解の新段階を切り拓いているといっても過言ではありません。

この学問は医学の一分野として興《おこ》ったわけではなく、心理学から始まって、医学(脳生理学、神経科学、精神医学、画像診断学など)や社会科学などと融合しながら発展してきました。社会脳科学は「社会脳」という言葉(概念)を駆使する学問ですが、機能面にウェイトを置いたソフトウェア的なものではなく、ハードウェアとしての脳の構造解明にも新たな光を照らしています。

それは、「社会脳の解剖学的マップ」がつくり上げられていることに、はっきりと示されています。本書では、できるだけわかりやすく社会脳科学の知見を解説しつつ、それが認知症の理解をどれだけ助けてくれているかを示していきたいと思います。

②若年性認知症を社会脳の視点でとらえ直す

六四歳以下で発症した認知症を「若年性認知症」と呼びます。その多くは、四〇～五〇代で発症します。

若年性認知症は〝現役世代〟における認知症であることから、さまざまな社会的問題を投げかけています。この世代の認知症では、高齢期と比較してより社会脳科学的な観点からの理解が重要です。そのことは、雇用の維持や仕事の継続といった、この世代特有の問題を考える際に明らかとなります。

◆増加する若年性認知症

若年性認知症について、簡潔にまとめておきましょう。

若年性認知症の患者数は全国で約四万人と推定され、全認知症の約一％を占めています。若年性認知症は数こそ少ないものの徐々に増えており、その予備軍とも言える人々は相当数に上っていると思われます。

若年性認知症の有病率は、五歳刻みの年齢階層を一つ上がるごとにほぼ倍増する傾向がみられます。四〇代前半の有病率を基準にすると、四〇代後半で約二倍に、五〇代前半では四倍、五〇代後半になると八倍になり、年代とともに急激に増加していきます。

四〇～五〇代で物忘れなどに深刻に悩む人は、六四歳以下で認知症と診断されなくても、高齢期には認知症になる確率が高いと考えられます。実は、六四歳以下で若年性認知症と診断される人は、氷山の一角にすぎません。中年期に物忘れに悩む人の増加は、六五歳以降の高齢期に爆発的に増加する認知症患者の予備軍となっている可能性があるのです。

また、高齢期の認知症を予防するためには、中年期（四〇～五〇代）の生活のあり方がきわめて重要であることもわかってきました。その意味でも、四〇代前半からしっかりと関心を払うべき疾患であると言えます。

若年性認知症の主な原因疾患は、脳血管性認知症（三九・八％）、アルツハイマー病（二五・四％）、頭部外傷後遺症（七・七％）、前頭側頭葉変性症（三・七％）、アルコール性認知症（三・五％）、レビー小体型認知症（三・〇％）の順でした。個々の疾患は次節で詳しく解説します。発症に関して、うつ病や過大な精神的ストレス、脳血管障害や生活習慣病などとの関係が深いことも明らかになっています。

若年性認知症にひそむ大きな問題の一つは、正しい診断が下るまでに長い時間がかかることです。本人や家族が異常を感じ始めてから診断が告げられるまでに平均で数年かかっており、その時間の長さが本人・家族が抱える苦悩を何倍にも増加させています。

診断までに長い時間を要する原因は、二つあります。

一つは、本人・家族が異常を感じてから医療機関を受診するまでに長い時間がかかっていること、もう一つは、受診してから正しい診断名が本人・家族に伝えられるまでに時間がかかっていることです。一般市民も医師も、若い世代の認知症に関する知識・認識が乏《とぼ》しかったことが原因であると感じています。

若年性認知症の人と家族が抱える典型的な苦しみの一つに、周囲の人々の偏見と無理解という問題があります。実際に、親戚にも近所の人々に対しても、ひた隠しにしてひっそりと暮らしているケースが存在します。精神的にも追い詰められ、夫婦で自殺未遂にいたった事例も報告されています。若年性認知症に関する啓蒙活動が近年大きく前進し、事態が徐々に改善していることは喜ばしいことです。

◆若年性認知症の特徴とは？

若い人の認知症を高齢期の認知症と比較すると、さまざまな特徴があります。

アルツハイマー型認知症では、その初期から失認（見たものをきちんと認識できない）・失行

（物事を手順よく実行できない）といった頭頂葉症状が目立つことです。方向感覚が鈍って自分がどこにいるかわからなくなる、携帯電話やプッシュフォンの操作が下手になる、自動券売機で切符をうまく買えなくなる、パソコンを操作できなくなる、などの症状がこれにあたります。目でみた空間の認識が正しく手に伝わらず、手との協働操作ができなくなります。

若年性認知症全般では、周囲の人の気持ちを理解できない、他人への関心が薄くなって「自分勝手な」行動が目立つという症状が現れます。性格の変化が目立つことも特徴です。温厚だった人がイライラして怒りっぽくなる、周囲の人への態度が粗暴になるといったことが認められます。

物事に対する意欲や自発性が失われ、周囲に無関心になります。生きている意味を見失っているかのような言動がみられるようになり、何事にも喜びを感じなくなります。暇さえあればゴロゴロし、話しかけても生返事しか返ってこないことから、「どこか別世界をさまよっている感じ」と表現した家族もいます。食の好みも変わり、塩辛いものや味の濃いものが好きになって、それまで好きだったものを食べなくなったりします。

若年性認知症は、症状の進行が速いことが特徴です。高齢期の認知症では、発症初期から末期まで進むのに二〇～三〇年かかりますが、若年性認知症では約半分の期間で進行してしまいます。進行が速い理由として、認知症の原因となる異常タンパク（アルツハイマー型認知症のアミロイドβ、前頭側頭型認知症のタウタンパクなど）の生成が速いためと考えられます。症状の進行が速いことからも、早期診断がより重要になります。

最初に異常に気づくのが家族ではなく、職場の同僚であることも少なくありません。仕事上のミスが重なることで本人も同僚も困り果て、人間関係が悪化してしまうこともあります。一定規模以上の職場には衛生管理者や産業医を置くことが法的に義務づけられていますが、そういった立場にある人たちに若年性認知症という病気の存在をしっかり認識してもらい、新しいことを記憶できない「記憶障害」や各種の「勘違い」といった言動がたび重なるときには、若年性認知症である可能性を感じとってくれるような体制づくりが要求されています。

◆仕事の継続を阻むもの——周囲の配慮に気づけない悲劇

若年性認知症を発症した人の場合、現役として仕事に従事しているケースが少なくなく、病気の判明後も仕事の継続を希望する人がいます。仕事の継続と病気の療養を両立させることは難しい課題ですが、本人や家族、「若年認知症サポートセンター」などの支援団体が努力を重ねています。

職場に若年性認知症の人が発生したとき、一般的には同僚の人たちは支援・援助を惜しみません。若年性認知症という病気が、ある程度は知られるようになってきたこともあるでしょう。

「職場の同僚からはよくしてもらっている」といった言葉が多くの患者さんから聞かれます。職場の方々が若年性認知症の講演会に参加して、勉強をすることで支えようとした事例もあります。

しかし、職場の支援体制は徐々に失われていきます。特に、年度替わりなどで人事異動等が行われると、支援の姿勢は薄れていく傾向にあります。記銘力低下などによる仕事上のミスが職場にとって大きな負担となるからですが、理由はそれだけではありません。支援が失われていく真の理由は、患者さん本人の職場における勤務状態にあります。自分が作成した書類を同僚がチェックしているのを見つけると、「どうして余計なことをしているのか」などと言い争いになることがあります。

「自分のミスをあげつらわれている」と勘違いしてしまうのです。まわりの人がいろいろと苦労しながら配慮してくれているにもかかわらず、肝心の当人が必ずしもそのことを理解できないところに悲劇の源があります。そのようなことが積み重なると、やがて職場での立場を決定的に悪化させていくことになります。

認知症の人には「配慮を受けている」という自覚が乏しく、同僚に感謝の気持ちを伝えられることも稀です。若年性認知症の人を長年支えてきた職場管理者の苦悩を、厳しく投げかけられた経験が私にはあります。私が「勤務は可能」と診断したことに対し、職場の方が面会を求めて来られ、次のような指摘をされました。

「仕事中にひっきりなしに飼い犬の話などおしゃべりをする。仕事に集中していない。職場も仕事に集中できない。注意しても受け入れてもらえない。反発されることもある。反省はなく、仕事への意欲は感じられない。職場としては相当に配慮をしているが、それをわかってもらえない。まわりの人の苦労を理解してもらえないんです……」

その方は最後に、こう言われました。

「先生は勤務可能とおっしゃいますが、私たち職場の人間には、この人を支えることはもう困難です」

医師として、面と向かってここまで言われるのは稀なことです。相当に追い詰められた気持ちになっていたということでしょう。この職場の方々は結局、最後までがんばって若年性認知症を患う同僚を定年退職まで支えてくださり、本当に頭が下がりました。

◆若年性認知症の人の雇用を支えるには

「自分は働きたい、まだやれることがあると思う、だけどどうしたらいいかわからない、考え出すともうわからなくなり具合悪くなる」（札幌市・若年性認知症実態調査２００７、本人インタビューから）

若年性認知症の人の心の奥深くには、「働きたい」「社会の役に立ちたい」「役割をもちたい」という渇望があります。しかし、実際の勤務態度は、必ずしもその熱意を反映したものにはなっていないことがあります。ミスが多い、仕事が遅いなど、予測しやすい問題点に加え、次のような問題が指摘されています。

――集中力が低下しており、それが周囲にも影響を与える
――まわりの人たちが相当の配慮をしてくれているのにそれに気がつかない
――自分のミスを認められない、ミスを指摘されると言い争いになる
――相当にお世話になっても、まわりの人に感謝の気持ちを表さない

もちろんいずれも、わざとしているわけではありません。これら自体が、社会脳の障害に基づく症状に他ならないのです。

若年性認知症の人が社会的行動の中で示す症状は、社会脳の障害に由来するものが多く含まれています。ミスをミスと認められずに言い争いになってしまうなどは、その典型的な例です。

若年性認知症の人の仕事や社会的活動を支えようとするとき、社会脳の視点から若年性認知症の問題点を検討し、広く理解したうえで、対策を講ずる必要があります。そうでなければ、周囲の人たちからの支援が得られず、仕事の継続・雇用の維持の実現はかなり困難なものになると危惧しています。

社会脳の視点から認知症をとらえ直し、より深く理解することの重要性が、このことに端的に表れています。

③ 認知症の基礎知識

ここで、認知症に関する基礎知識を整理してまとめておきます。本書は、前著『脳からみた認知症』の続編として書かれていますので、前著で認知症に関する基礎知識をすでに得られている方は、本節を飛ばして読まれても差し支えありません。

◆認知症とは何か？——その分類

認知症とは、「正常に成人になった人が、病気や事故などのために知的能力が低下し、社会生活に支障を来すようになった状態」を指します。ここでいう知的能力は「認知機能」と呼ばれることもあり、具体的には以下のようなものです。

①新たなことを学習し記憶する（学習と記憶）

アルツハイマー型認知症、レビー小体型認知症 前頭側頭葉変性症（前頭側頭型認知症、意味性認知症など） その他の脳変性疾患（進行性核上性麻痺、舞踏病など）
血管性認知症、頭部外傷後遺症、アルコール性認知症 感染症後遺症（ヘルペス脳炎、インフルエンザ脳症など）

表1-6 認知症の代表的な原因疾患

上段の4つは原因不明、下段の4つは原因が明確な認知症。

②自分の置かれた状況を理解する（見当識）
③言葉を正しく理解し語る（言語）
④物事を正しく実行する（実行機能。服を着る、食事をする、トイレで用を足すなど）
⑤自分の周囲のことに注意を払う（注意）
⑥目でみたものを正しく理解する（街並をみて建物を見分けるなど）
⑦人の気持ちを理解する、共感し同情するなど（社会的認知）

認知症では、こうした知的能力（認知機能）が徐々に侵され、ゆっくりと症状が進行していきます。このうち②、⑤、⑦などの能力が、社会脳が侵されたときにしばしば損なわれます。

発病して二〇～三〇年が経過すると末期にいたります。末期には意思疎通はできなくなり、体の自由はきかず、食事摂取もできない状態になります。

原因疾患（表1－6）としては、アルツハイマー型認知症、前頭側頭型認知症（ピック病など）、レビー小体型認知症などが主なもので、いずれも原因不明です。原因のわかっている認知症としては、脳卒中後遺症（血管性認知症）や頭部外傷後遺症、アルコール性認知症などがあります。

わが国における認知症の各原因疾患別頻度は、①アルツハイマー型認知症（五〇％）、②血管性認知症およびレビー小体型認知症（いずれも一五％）、④前頭側頭葉変性症など（一〇％）、⑤アルコール性認知症などその他の認知症（一〇％）となっています（数値は山口晴保教授の推計値から引用）。

複数の疾患が重なる「混合型認知症」も稀ではありません。アルツハイマー型認知症の三分の一の人たちでは、脳卒中後遺症を合併しています。ゆっくりとアルツハイマー型認知症が進んでいるときに脳卒中が突然併発し、一気に認知症の症状が顕在化することもあります。脳卒中と認知症のどちらが先行しやすいかは不明ですが、日常の診療ではどちらも同じくらい経験します。

脳卒中は〝予防できる疾患〟になってきていますので、高血圧の管理や不整脈の予防など、ぜひ対策を講じてください。アルコール性認知症は単独で診断されることは少ないものの、各認知症を悪化させる要因となっていますので注意が必要です。長期にわたって多量のアルコールを摂取することのないよう、若い年代から気をつけていただきたいと思います。

認知症とは別に、「高次脳機能障害」という言葉があります。

記憶や学習、判断や推理、思考や計算などの、人間固有の脳機能を「高次脳機能」と呼びますが、その機能が障害されることを高次脳機能障害と言います。原因は脳卒中や頭部外傷が多く、認知症と重なります。高次脳機能障害の人たちのうち、記憶障害や見当識障害、病識の欠如などが認められる人が認知症であるということができます。

◆どんな症状から現れるのか

認知症の人に最初に現れやすい共通した特徴は、「新しいことを記憶できない」というものです。ちょっと前の出来事をもう忘れている、という状態です。

同じことを何度も聞く、食事をすませたのに「食事はまだか?」などと言う、いつも捜し物をしている、買い物に行って、すでに家にあるものを繰り返し買ってくる……、こんなかたちで現れます。認知症を患っても、昔のことはよく覚えているケースが多いことを考えると、きわめて特徴的な症状と言えます。

認知症の人の特徴として、「物忘れをしているという自覚」が薄れてくることが挙げられます。「財布がない、○○に盗まれたに違いない」「(食事をすませていても)俺に飯を食わせない気か!」「(約束をしていても)そんな約束していない」などの言動が現れます。自分の物忘れを棚に上げて周囲の人にその責任をなすりつけ始めるとき、その人は認知症になったと考えられます。

認知症における物忘れは、脳の中の「海馬《かいば》」という部位の変性・萎縮に主な原因があります。加えて、日々の生活の単調さやあまりやることがないという現実が影響して、脳を使う機会・頻度が少なくなることで、脳の機能が衰えて物忘れが発生します。

脳や身体を使わないために起きる症状を「廃用症候群」と表現します。歩かなければ足腰が弱るなどの体験で、みなさんもご存じでしょう。廃用症候群のリスクは、高齢期の心身につねにひそんでいます。

二〇一二年のＮＨＫ大河ドラマ『平清盛』では、「昨日が今日でも、今日が明日でも、明日が昨日でもまるで変わらぬ」という主旨のセリフを言って、流罪の日々を嘆く源頼朝の姿が描かれていました。このセリフを、廃用症候群の危険性を述べたものと読むこともできます。頼朝は一時期、自分を見失って何事にも意欲のわかない無為な人間になりかけてしまいます。高齢期には、これに似た境遇に陥《おちい》ることがあります。日課や予定、約束や期限といった緊張感が失われると、人間の記憶力は低下していくのです。

認知症の第二の重要な症状は、「自分の置かれた状況がわからなくなる」というものです。

今がいつなのか、よくわからない。自宅にいても「家へ帰る」などと言い出す。定年退職して二〇年も経つのに、「会社へ行ってくる」と言って出かける——。こんな症状は、「見当識障害」と呼ばれます。「自分自身について見当がつかなくなった状態」です。

さらに症状が進むと、「自分が病気であること」を理解できなくなります。認知症のために家族に迷惑をかけていても、それを自覚できない。病院の受診を勧めても応じようとしない。時には、「よってたかって俺を病人扱いする気か」と怒り出す——。「病識の欠如」です。

見当識障害や病識の欠如は、脳の前頭葉と頭頂葉の広い範囲が侵されることで生じます。認知症を「物忘れ病」と表現することがありますが、物忘れだけで生活上のトラブルを起こすことは稀です。物忘れに加えて、見当識障害が重なったときに注意が必要となります。

◆「中核症状」と「行動・心理症状」

認知症の症状は、二つに分けて説明されています。「中核症状（基本症状）」と「行動・心理症状」（英語の頭文字をとって、「ＢＰＳＤ」（Behavioral and Psychological Symptoms of Dementia）と表現されます）です（表1-7）。

中核症状は脳の障害に基づく症状で、すべての認知症患者に現れてきます。学習・記憶の能力低下、言語（言葉）の理解や表現の障害、注意機能の低下、目でみたものに対する理解困難、実行機能障害、見当識障害、社会的認知の障害などが含まれます（39〜40ページで述べた①〜⑦のことです）。

中核症状	行動・心理症状	
	行動症状	心理症状
学習と記憶の障害 言語の障害 実行機能障害 注意障害 知覚―運動機能の障害（視覚構成認知など） 社会的認知の障害	徘徊 不穏・易興奮性 焦燥 逸脱行動 脱抑制行動 身体攻撃性 介護拒否 叫声 多動・落ち着かない	妄想（物盗られ、不倫） 幻覚（幻視、幻聴） 睡眠障害 抑うつ 無関心・無意欲 不安 誤認 易怒性

表1-7 認知症の症状

認知症の症状は、「中核症状」と「行動・心理症状」に分類されている。中核症状は脳の障害に基づく症状で、「認知機能障害」とも呼ばれる。行動・心理症状は、行動症状と心理症状に分かれている。脳の障害を背景に現れるが、環境要因や身体要因が大きく影響する。

認知症の症状として有名な、徘徊《はいかい》や幻覚・妄想などが含まれていないことに違和感を覚えた人もいるかもしれません。徘徊や幻覚・妄想をはじめ表1―7右側に示した各種の症状は、行動・心理症状と呼ばれます。

中核症状とは異なり、すべての患者さんに現れるわけではなく、個々人の体調や生活環境に影響されて出てくる症状です。同じ認知症でも現れない場合もあれば、一度出ても消えてしまう場合もあります。

たとえば、入浴拒否や着替えの拒否といった介護への抵抗は、介護する人が変わったときに現れて、元の介護者に戻ると消えてしまうことがあります。風邪をひいて熱があると、夜間に落ち着かなくなったり怒鳴ったりするのに、熱が下がって風邪が治ると元に戻るといったケースもあります。

行動・心理症状は、認知症介護の面で重要ですが、環境整備や体調管理、介護の対応の改善などで軽減することができる症状も含まれています。行動・心理症状に分類されていても、近年の研究で中核症状に移したほうが適切と考えられ始めている症状もあります。レビー小体型認知症における幻視症状や、前頭側頭型認知症での立ち去り行動・常同行動などです。

「せん妄《もう》」と呼ばれる症状も重要です。環境や体調の変化をきっかけに、意識の混濁、精神的興奮、感覚異常、行動異常などが現れます。認知症の人が急病のために救急入院したようなケースでは、必ずと言ってよいくらいせん妄が起こっています。

酸素マスクを外す、点滴を引っこ抜く、立ち上がってはいけないのに立ち上がる、「家に帰る!」と大声を出す、などの症状を示します。環境整備は必要ですが、それだけでは解決できずに向精神薬を使用することがあります(行動・心理症状やせん妄などについては、前著で詳しく解説しましたので、ご参照いただければ幸いです)。

◆認知症治療の最新動向

認知症の治療には、薬による治療とリハビリテーションの二つがあります。

抗認知症薬には、現時点で以下の四つが存在します。

①ドネペジル（アリセプトなど）：「アセチルコリン」という脳内物質を増やすことで効果を発揮します。記憶力や意欲の改善を期待できます。また、病気の進行を抑えることができます。副作用として、食欲不振や腹痛・吐き気などが生じることがあります。

②ガランタミン（レミニール）：ドネペジルなどと共通の効果を有していますが、作用機序に少し違いがあり、ドネペジルが効かなくなった人でも効果があるのではないかと期待されています。

③リバスチグミン（リバスタッチパッチ、イクセロンパッチ）：ともに皮膚に貼り付ける貼付薬で、内服が困難な場合でも使用できるメリットがあります。効果はドネペジルなどとほぼ同じです。

④メマンチン（メマリー）：前記三薬とは異なる作用をもっています。脳の神経細胞（ニューロン）は、神経伝達物質という化学物質によって刺激を受けることで活動しています。刺激を受け止める部分を「受容体」と言いますが、認知症の人の脳内では、時に神経伝達物質が不必要に増え、刺激が強すぎるために受容体が壊されてしまうことがあります。その受容体のある神経細胞の障害を防ぐ薬がメマンチンです。①～③の各薬と併用可能です。記憶力の改善などの効果は薄いものの、イライラを抑制し、すぐ興奮する、すぐ怒り出すなどの症状を抑えることができます。副作用として、めまいやふらふら感が生じることがあります。

以上四つの薬はアルツハイマー型認知症の薬として使われています。二〇一四年九月には、アリセプトがレビー小体型認知症の治療薬として正式に認可されました。また、メマンチンは前頭側頭型認知症の患者さんに使用され、症状の改善を認める例があることが指摘されています。

認知症のリハビリテーションとしては、『認知症疾患治療ガイドライン2010』（日本神経学会監修）で運動療法の有効性が認められてきました。その後、ウオーキングや体操などの運動療法を基本に、学習療法や作業療法、ミーティングなどを組み合わせた複合的なリハビリテーションの有用性が報告され、普及しつつあります。

リハビリテーションの有効性が認められるのは、主に軽度認知症の人たちです。効果が持続する期間も半年～一年程度と、短期間にとどまっているのが現状です。五～一〇年に及ぶような長期間にわたって効果を持続させるために、新たな創意工夫や研究が求められています（リハビリテーションについては、第6章第3節で詳しく取り上げます）。

◆認知症の画像診断

どういうタイプの認知症であるかを判断する際、医師は主に臨床症状を基に診断しています。新しいことを覚える力（記銘力）が低下しており、日時がわからず、住んでいる場所もぼやけている――こんな症状が中心であれば、アルツハイマー型認知症を疑います。実際にはいない動物や人が見える「幻視」という症状が執拗に現れるようであれば、レビー小体型認知症を疑います。各認知症に特徴的な症状を見きわめて、診断を下すのです。

しかし、臨床症状のみに着目したタイプ診断の正しさは、残念ながら一〇〇％ではありません。臨床診断の正しさを病理学的に検証した複数の研究によれば、臨床診断と病理診断の一致率はアルツハイマー型で八一％や八七・六％、前頭側頭葉変性症で八五％、レビー小体型で七五％などと報告されています。

大ざっぱに言って、認知症のタイプ診断は一〇人に一〜二人の割合で「間違っている」可能性があるのです。私たちの病院では、亡くなった患者さんの脳を解剖させていただいていますが、レビー小体型認知症と思われた人がアルツハイマー型認知症＋血管性認知症の混合型認知症であったことがありました。

臨床診断の正しさを向上させるため、近年は画像診断が使われるようになっています。画像診断とは、患者さんの脳を写真に撮って診断することです。画像診断の技術については、すでに何度か登場していますが、ここで改めて確認しておきましょう。

脳の病気の画像診断としては、ＣＴ（コンピュータ断層撮影）とＭＲＩ（核磁気共鳴画像法）が有名かつ一般的です。どちらの検査法も脳の「形」を映し出します。出血があるかないか、腫瘍があるかないかなどといった、「形に変化が現れる病気」の診断にはきわめて有用な手段です。しかし、認知症のように形に変化が現れにくい病気では、さしものCTやMRIも無力であることが稀ではありません。

現在、認知症で広く利用されている画像診断法は「脳SPECT（単一光子放射断層撮影）」です。放射性同位元素を含む薬を静脈注射して、脳の写真を撮影します。ガンマカメラが患者さんの頭のまわりを回転して写真を撮り、その情報をコンピュータで処理して画像をつくります。画像処理技術の進歩によって、わかりやすい画像が提供されるようになりました。

脳SPECTで映し出されるものは、「脳血流の低下した部位」です。脳動脈に異常のない人では、血流の低下はすなわち「脳の働きの低下」を意味します（図1-8）。脳SPECTを用いることで、脳のどこに、どのような機能低下が生じているか診断することができます。脳全体の血流分布図から、認知症の病型診断が可能となるわけです。

二〇一四年一月、新しい脳SPECT用薬剤として「イオフルパン」（ダットスキャン）が発売されました。従来の脳SPECTはもっぱら脳血流の検査として使われていましたが、ダットスキャンは「ドパミントランスポーター」（神経伝達物質であるドパミンの再取り込みを行う膜タンパク質）に結合することで、脳内のドパミン代謝の一端を画像化することに成功しました。レビー小体型認知症の早期診断に役立つと期待されるこの最新技術については、第6章で実際の画像を紹介しながら詳しく解説します（190ページ参照）。脳SPECTは広く普及している検査

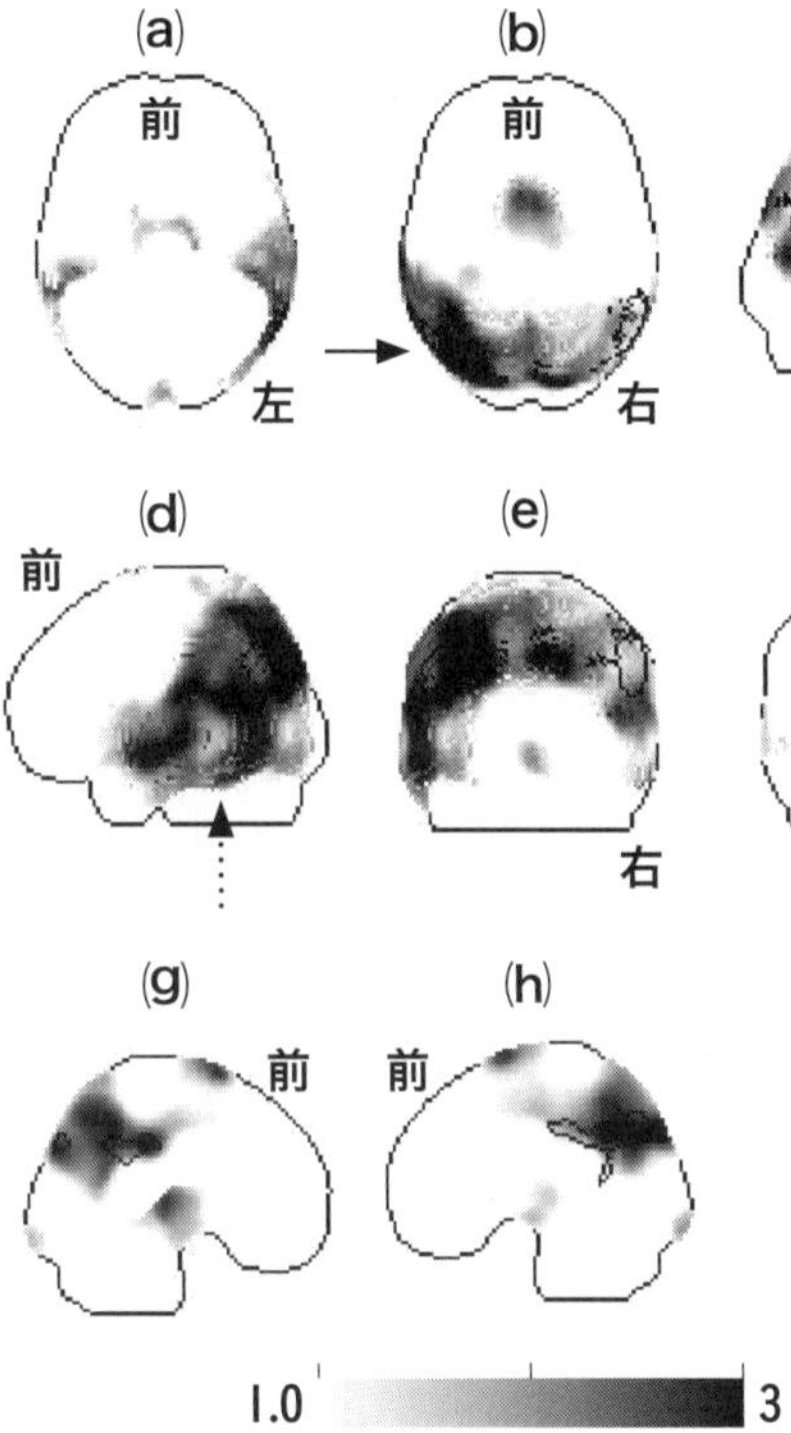

図1-8 典型的なアルツハイマー型認知症の脳SPECT

両方の頭頂葉に血流低下（機能低下）を認める（→）。同時に、側頭葉や後頭葉にも低下が現れている（点線→）。アルツハイマー型認知症では、頭頂葉から血流低下が始まるパターンが典型的である。

脳SPECTの画像は、全部で８枚から構成されている。(a)脳の下面（脳を下からみている状態）、(b)脳の上面、(c)脳の右側面（脳を右側方からみている状態）、(d)左側面、(e)脳の後面（脳を後ろからみている状態）、(f)脳の前面、(g)脳の左内側面、(h)右内側面を示す。黒く塗られている部分が、脳血流量が低下していることを示している。黒味が強いほど、血流低下の度合いが高い。

です。実施している病院については、ウェブサイト「撮って診る‼認知症」(http://genki55.net/search/)を参照してください。

研究面における検査法としては、機能的MRI(fMRI、機能的核磁気共鳴画像法。脳血流の増加に伴う酸化へモグロビンの増加を測定し、脳の活動を画像化する検査)、PET(ポジトロン断層画像診断法。陽電子を用いて血流や代謝状態を断層画像化する検査)があります。社会脳科学の研究においては、この二つの検査法が必須であり、活動中の脳に生じる微細な変化を画像化することで、新たな脳機能の解明に貢献しています。

第2章

「社会脳」とは何か？
——社会脳科学の誕生

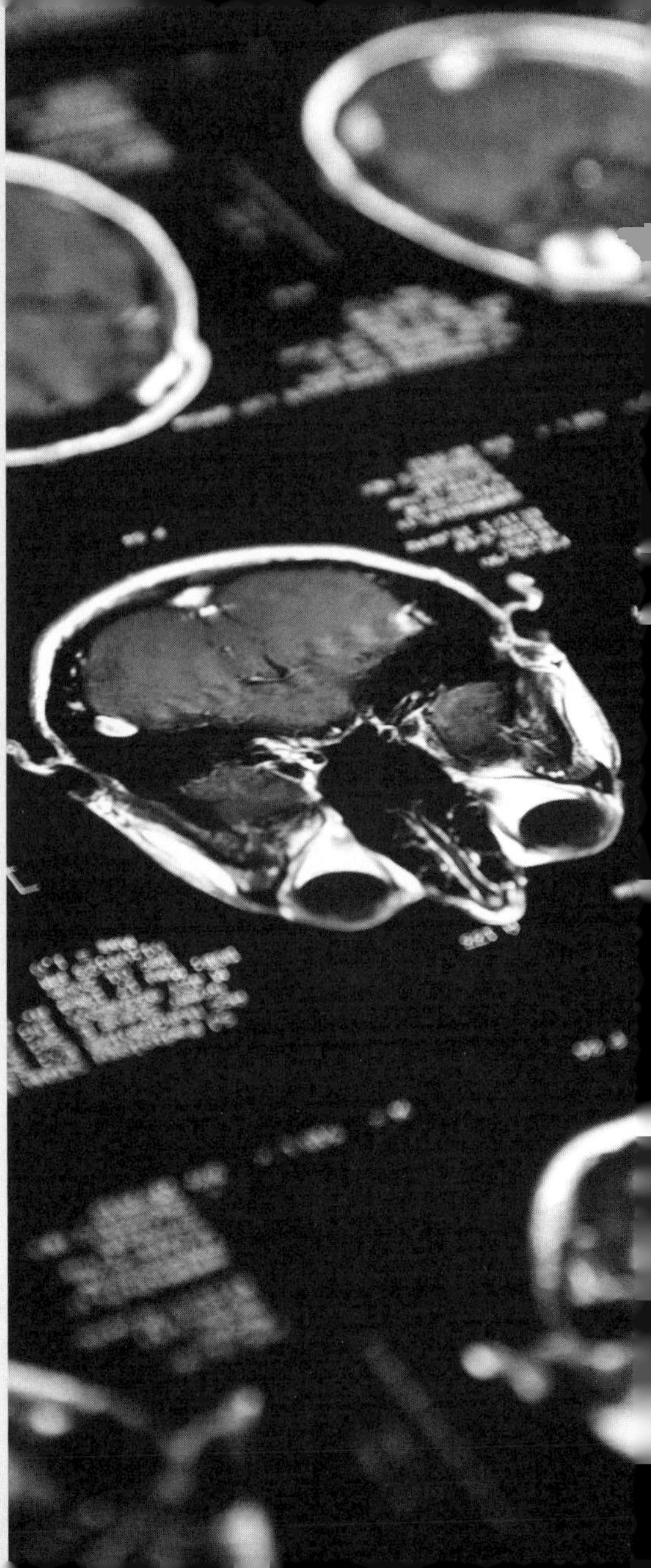

社会脳科学と呼ばれる学問は、「心の理論」（一九七八年）、「社会脳の提唱」（一九九〇年）、PET・機能的MRIの登場（一九九〇年代以降）などを画期に発展してきました。学問の分野としては、社会脳科学は心理学の分野から始まり、医学や社会科学などと結びつくことで成長してきたと言えます。

本章では、認知症の各症状の特徴と深く関わる社会脳の解剖マップをご紹介しながら、さまざまな社会脳の働きについて解説していきます。先にも触れたとおり、二〇一三年五月には、米国精神医学会で認知症の診断基準に「社会的認知の障害（社会脳の障害）」が盛り込まれました。そのことがどのような意味をもっているのか、認知症に新たなとらえ方が加わったことの意義にも触れていきたいと思います。

① 社会脳科学とは何か

◆「心の理論」から「社会的認知」「社会脳」へ

目つきや表情などから相手の心を推測し、気持ちを理解する。相手が何をしようとしているのかを予測する――私たちは、周囲にいる人に対し、このように心を働かせながら日々を生きています。

他者の気持ちを理解しようとする心の働きは、心の最も基礎的な機能であり、「心の理論」と呼ばれています（一九七八年提唱）。心の理論は、母親などの顔や表情をみながら育《はぐく》まれ、四歳頃までに形成されると言われています。

心の理論は、一対一程度の少人数の人間関係を主な研究対象として生まれた理論ですが、社会の中の人間関係を広く扱う場合には、同様の心の働きが「社会的認知」という言葉で語られます。社会生活を適切に送るための社会的能力、周囲の人たちとうまくやっていくための社会的能力が社会的認知です。

目つきや表情などから、相手の気持ちや心の内を推測する「表情の認知」という働きに始まり、他人の心の痛みを自分の心の痛みとして感じる「共感」や「同情」、自己の感情、欲望を適切に抑制する「理性的抑制」などが社会的認知に含まれます（表２－１）。いずれも、私たちが社会の中でうまく生きていくうえで必要不可欠な、大切なものばかりです。

社会的認知の基本を成すのは、「社会の情報」や「社会を構成する人々の情報」を的確にキャッチし、理解していくことです。社会の情報には、その社会におけるルールや秩序、常識などが含まれます。社会を構成する人々の情報とは、みんなと相互に理解しあい、絆を育むために必要

①目つき、顔つき、表情などをみて、人の気持ちや心の内を推測する（表情の認知）
②他人の心の痛みを自分の心の痛みとして感じる（共感、同情）
③相手の気持ちを推し量りながら自分の行動を決める（駆け引き）
④みんなで協力し、物事を行う（社会性、協調性）
⑤自己の感情、欲望を適切に抑制する（理性的抑制）
⑥自分を振り返る、反省する（自己の認識、自己モニタリング）

表2-1 社会的認知

社会的認知とは、「社会および社会の人々の情報をうまくキャッチし理解すること」および「周りの人々とうまくやっていく社会的能力」（ともに村井俊哉『社会化した脳』より）である。そこには、少なくともここに示す①〜⑥までの社会的能力が含まれる。

な情報であり、周囲にいる人が何を考えているか、何を求めているかなどといった情報が含まれます。社会的認知の力があって初めて、人は協調性や社会性といった能力をもつことができます。

このような社会的認知の活動を主に担う脳の領域が、「社会脳」です。社会脳が適切に働いて、すなわち、社会的認知がうまく行われて初めて、人は社会の中でうまく生きていくことが可能になります。社会脳が損なわれると他人の気持ちが理解できなくなり、社会全体（自分が所属する職場や地域など、〝小さな社会〟を含む）の動きや雰囲気がわからなくなって、社会生活がうまくいかなくなってしまいます。

◆社会的認知とは何か？——食い違う説明

ここで、とまどいを覚えた読者の方もいらっしゃるかもしれません。「社会的認知」という言葉の意味が、日常用語と医学・心理学における専門用語の場合とで大きく食い違っているからです。日常用語で社会的認知といえば、「広く世間に知れわたること」「社会から広く認められること」という意味で使われています。「あの会社の社会的認知度は高い」「うちの商品の社会的認知度はまだ低い」といった具合です。

医学・心理学の専門分野では、社会的認知は「社会および社会の人々の情報をうまくキャッチし、理解すること」といった意味で使用されています。京都大学大学院医学研究科の村井俊哉教授は著書『社会化した脳』で、きわめて端的に「人とうまくやってゆくための『社会的能力』」が社会的認知であるとしています。

人とうまくやっていくための社会的能力は、二つの能力から成り立っており、「周りの人がいまどう感じているかとか、いま何をしたいと思っているかという情報をうまくキャッチする」能力、「集めた情報をもとに社会の中で実際に適切に振舞う能力」、この二つの能力のことを社会的認知とよぶ学者も多い、とします（『社会化した脳』）。

本書では、村井教授の解説に従って社会的認知という言葉を使うことにします。具体的には、前項で書いた六項目（表２－１）の内容を含む言葉として使用します。

念のために、医学や心理学で使われている専門的な定義を確認しておきましょう。

「他者の意図や性質を理解する人間としての能力を含む、対人関係の基礎となる精神活動」「自分と同種の生物への対応を支える過程、特に、霊長類に観察される、非常に多様でフレキシブルな社会的行動を支える高次の認知過程」（池淵恵美他「統合失調症の社会的認知」『精神神経学雑誌』一一四巻五号、二〇一二年）

「（社会心理学では）自己、他者、集団の属性、特性、行動などの情報を得て、それに基づいて反応を起こすまでの一連の情報処理過程をいう」（『認知科学辞典』共立出版、二〇〇二年）

日常用語（「広く世間に知れわたること」）と専門用語（「社会および社会の人々の情報をうまくキャッチし、理解すること」）とで意味が大きく異なるのは厄介なことで、改善が望まれます。ちなみに英語では、前者が「social recognition（acknowledgement）」、後者が「social cognition」で明確に区別されています。

◆ソフトウェアからハードウェアへ

社会的認知の働きを的確に実行する脳の領域、それが社会脳です。当初は抽象的・理論的に脳の機能面に着目した、あくまでソフトウェア的な概念にすぎませんでしたが、やがて社会脳の解剖学的な脳領域（ハードウェアとしての構造）が明らかにされてきました。

社会脳の解剖学的領域として初めて解明されたのは、扁桃体、眼窩《がんか》前頭前皮質、側頭葉です

（一九九〇年、Brothers による）。同じ頃、第1章でAさんの事例としてご紹介したように、上側頭溝の周辺に相手の視線を感じる働きがあることが判明しています。

心理学的に研究されてきた心の理論や社会的認知といった機能に生理学的・解剖学的な裏付けが与えられたことは、脳科学の歴史においてきわめて斬新な問題提起でした。しかし、広く認められるようになるには、なおしばらくの時間を必要としました。

一九九〇年代後半に入ると、人体を傷つけることなく脳を研究できる機能的画像診断法が台頭してきました。ＰＥＴ、および機能的ＭＲＩの登場です。機能的ＭＲＩは、検査を受ける人に薬剤などを使用することなく研究可能です（ＰＥＴは、検査にあたって薬剤を使用します）。このため、多くの研究が機能的ＭＲＩを使用して行われ、二一世紀初頭には社会脳の解剖マップを描き出すことに成功しました。

機能的ＭＲＩを使用することで、社会脳マップはどのように作成されたのでしょうか？「じゃんけん」ゲームを用いて、「駆け引きをする脳領域」を調べた例で解説しましょう。機能的ＭＲＩの検査は、二回行われます。一回めは、コンピュータ相手にじゃんけんをしているときの脳を撮影します。二回めは、人間相手にじゃんけんをしながら検査を行います。

人間相手の場合には通常、相手の目つきや顔つき、表情やふるまいをみて、相手が何を出すかを推測しながらじゃんけんをします。コンピュータ相手の一回めと人間相手の二回めの検査結果を比較して、二回めの検査の場合のみ活動性が認められた脳領域が、「駆け引きをしている脳領域」であると判明します。一回めの検査を「コントロール課題」と呼び、さまざまな脳活動についてコントロール課題との比較を行うことで、少しずつ社会脳マップが作成されてきました。

目つきや表情から人の気持ちや心を理解する、他人の苦しみを自分の苦しみとして共感する、自分の欲望を我慢する、道徳的ジレンマに苦悩する、ユーモアを理解して笑う、自分を振り返って反省する——人のこうした心の働きを脳の活動として研究する学問として誕生した社会脳科学（社会神経科学）は、心理学や医学を中心にしつつも、文系・理系の広範囲な科学分野を包括しながら発展しています。

そして、従来の生物学的な脳研究の限界を超えて、新たな脳機能・新たな脳科学世界を提示しています。脳内に生じるさまざまな病気の病態や症状をより深く理解するにあたっても新たな視点を提供してくれていますが、本書ではそれを認知症に応用しています。

② 社会脳の解剖マップ

明らかになってきた「社会脳」の解剖マップを一望してみましょう。

社会脳の主な所在地は前頭葉ですが、そこから大脳全体に及んでいます。耳慣れない解剖学用語が多いのが難点ですが、次のような部位が「社会脳」を構成する主なパーツです（表２－２、図２－３）。各パーツにはさまざまな役割や働きがあり、それを知ることで新しい脳の姿が立ち現れてきます。

——前頭葉外側面（図２－３、図２－４）：背外側前頭前皮質《はいがいそくぜんとうぜんひしつ》、前頭眼野《ぜんとうがんや》、下前頭回《かぜんとうかい》、腹外側《ふくがいそく》前頭前皮質、前部島皮質《とうひしつ》

——前頭葉内側面（図２－５）：前部帯状回《ぜんぶたいじょうかい》（前帯状皮質《ぜんたいじょうひしつ》）、膝下部《しつかぶ》、傍帯状皮質《ぼうたいじょうひしつ》、背内側《はいないそく》前頭前皮質、前部前頭前野《ぜんや》

——前頭葉基底部：腹内側《ふくないそく》前頭前皮質、眼窩前頭前皮質

——側頭葉：上側頭溝周辺皮質、側頭葉先端部

——頭頂葉：頭頂間溝《とうちょうかんこう》、角回《かくかい》、楔前部《けつぜんぶ》、後部帯状回《こうぶたいじょうかい》

——接合領域：側頭頭頂接合領域《そくとうとうちょうせつごうりょういき》、側頭後頭接合領域

——神経核：扁桃体、線条体《せんじょうたい》、側坐核《そくざかく》（図２－６）

社会脳マップは、研究者によって細部に違いがあります。その多くは、心理学や発達障害学、精神医学など、各研究ごとの立場の相違によるものです。本書では、前出の村井俊哉教授の著書・

大まかな位置	解剖名	主な機能
前頭葉内側面	前部帯状回	表情認知、共感・同情、記憶など
	傍帯状皮質	駆け引き
	膝下部	利他性
前頭葉基底部	腹内側前頭前皮質	長期的計画性、理性的抑制、我慢
	眼窩前頭前皮質	注意機能、美しさ・醜さへの感性
前頭葉外側面	背外側前頭前皮質	判断・推理など
	下前頭回	ユーモア、比喩の理解
	前頭眼野	注意機能
島部	前部島皮質	不快感、悲しみなどの感性
側頭葉	上側頭溝周辺皮質	人の視線から心を読み取る
頭頂葉	頭頂間溝	注意機能
	楔前部 後部帯状回	過去を振り返る、未来を考える
接合領域	側頭頭頂接合領域	表情の認知
	側頭後頭接合領域	ユーモア、比喩の理解
神経核	扁桃体	危険を恐怖感として警告、感情理解
	線条体 側坐核	喜び、快感

表2-2 社会脳の解剖マップ一覧表

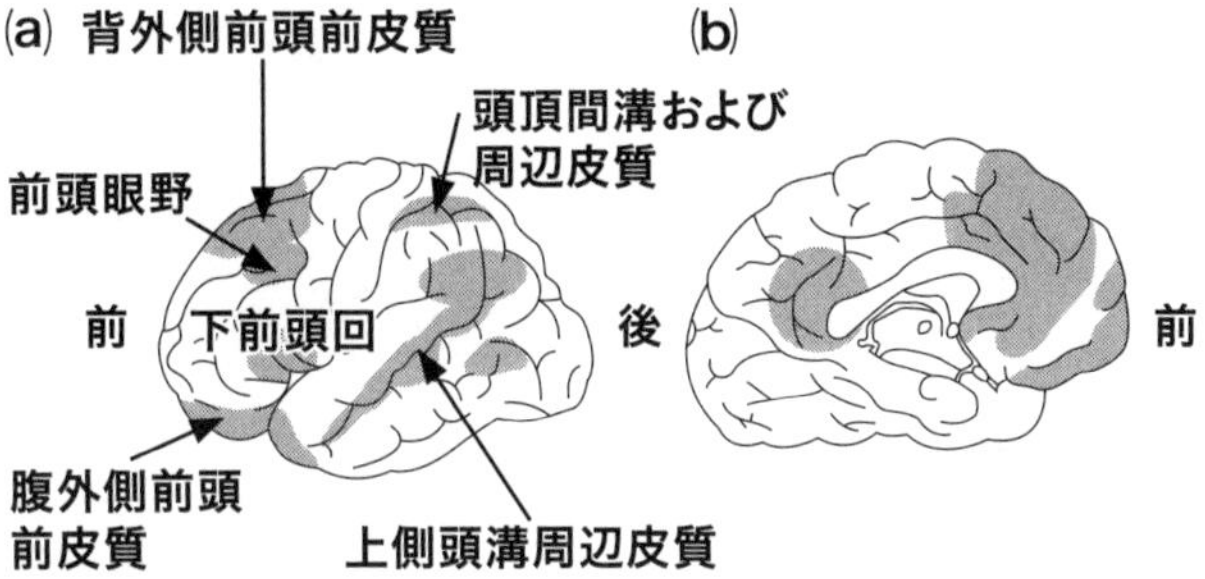

図2-3 社会脳外観図

(a)脳を左からみた模式図（左外側面）。アミかけ部が社会脳の主な位置を示している。
(b)脳の内側をみた模式図（左内側面）。左右の脳が合わさっている内側が、社会脳の主な所在地である。
脳底面での社会脳は図1-4を、脳の内観図は図2-4、図2-5を参照。社会脳の全体像はいまだ確定されてはいないが、現段階における研究を集約して図示した。各社会脳の名称は各図および本文を参照のこと。

論文で示された社会脳マップを基本に据えながら、これに他の研究者の知見も加えて解説していきます。次項以降で、順にみていきましょう。

◆前頭葉外側面

背外側前頭前皮質：前頭葉の外側上方に位置しています。腹外側前頭前皮質、下前頭回などとともに「知能の座」などと呼ばれ、判断、推理、論理的思考などに関わります。この部位の活動レベルが知能指数と相関すると考えられています。推理や抽象化など多くの知的機能に関わり、ウソをつく際にも大事な部分です。

前頭眼野：眼球を動かす「眼球運動中枢」の位置する領域です。運動野（中心溝

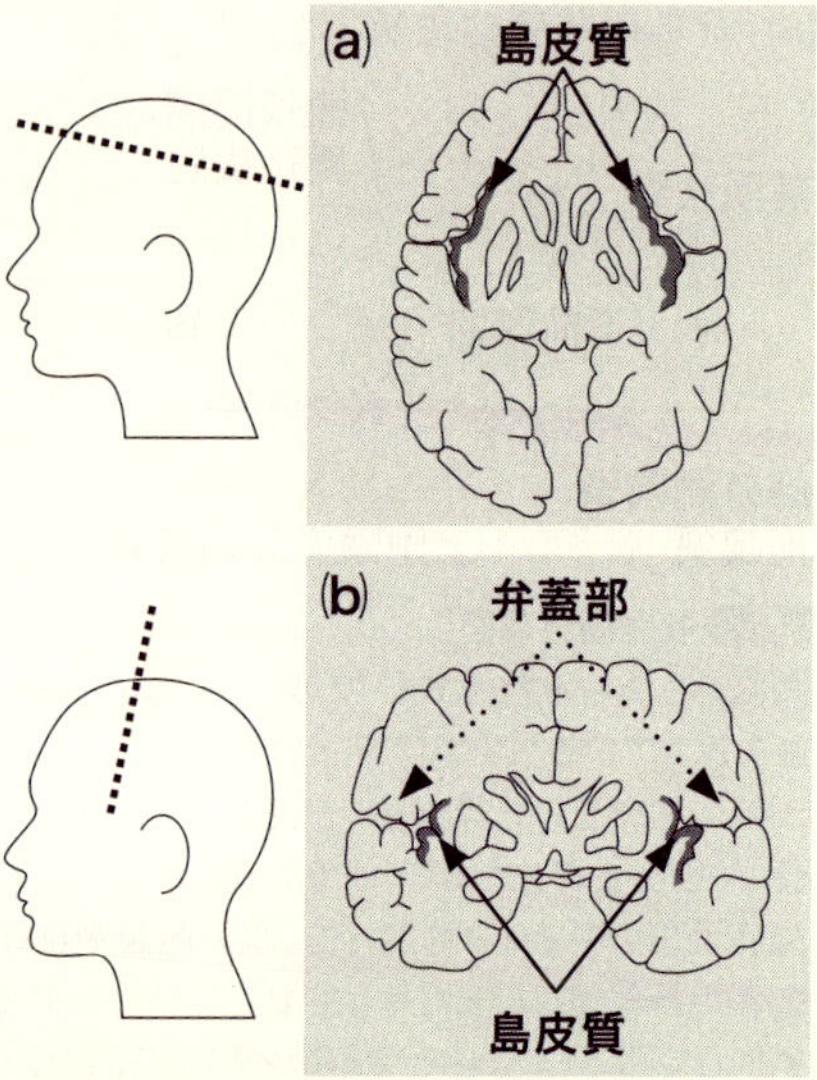

図2-4 島部と弁蓋部

(a)顔面に垂直にスライスした脳の断面像。アミかけで示した部分（→）が島皮質である。前頭葉と側頭葉が覆いかぶさって、外からはみえない。(b)顔面に平行にスライスした脳の断面像。点線矢印が弁蓋《べんがい》部《ぶ》を示している。蓋《ふた》のように覆いかぶさっている部分。

の前なので中心前回と呼ばれる）の前が前運動野（補足運動野）、さらにその前が前頭眼野です。社会脳としては、注意機能に関わっています。

下前頭回：側頭葉と接する領域にあり、言葉を話す運動性言語中枢、ミラーニューロンなどの所在地です。注意機能や表情の認知などの働きにも関わります。

腹外側前頭前皮質：前頭葉外側面の下方に位置し、下前頭回と重なっています。「知能の座」の一部分を構成しています。側頭後頭接合領域とネットワークで結ばれ、ユーモアや比喩・たとえ話の理解、ダジャレや落語のオチの理解などに関わると考えられています。

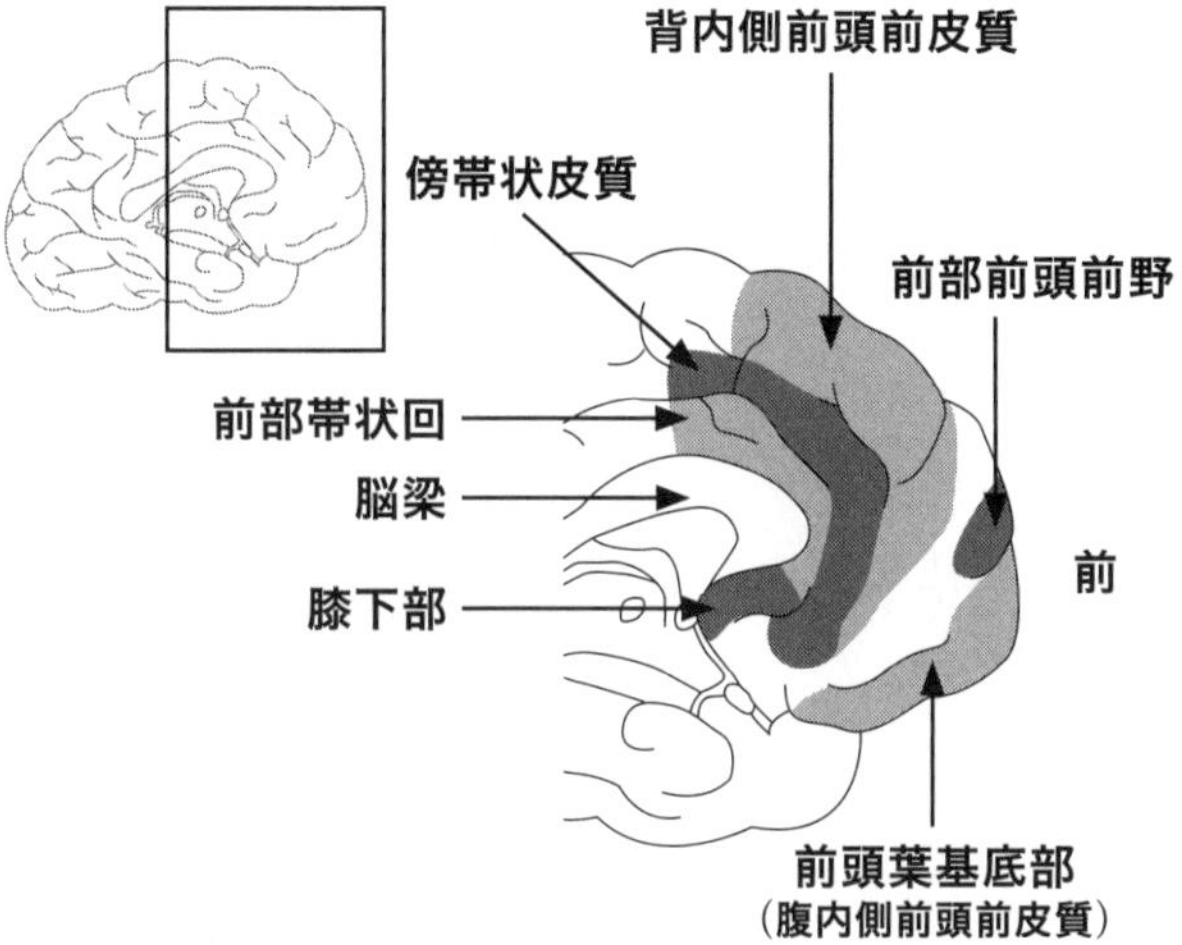

図2-5 前頭葉内側面
左前頭葉の内側面の前半分をみている模式図。この部位のほぼ全体が社会脳である。大まかに6個の部位から成り立っている。各部位の働きは本文参照。

前部島皮質：「島」と呼ばれる部位は前頭葉と側頭葉が覆《おお》いかぶさっており、外から確認することはできません。覆っている大脳を取り除くとかなり広い大脳皮質が現れますが、これが島皮質です（図2－4）。特に前半部、すなわち前頭葉によって覆われている領域が社会脳として重要です。不快感や怒り、悲しみなどのネガティブな感情を抱く際に、この前部島皮質が活動します。他人の悲しみや苦しみへの同情・共感においても活動する部位です。

◆前頭葉内側面
（左右の大脳が向き合う内側）

前部帯状回：前帯状皮質とも呼ば

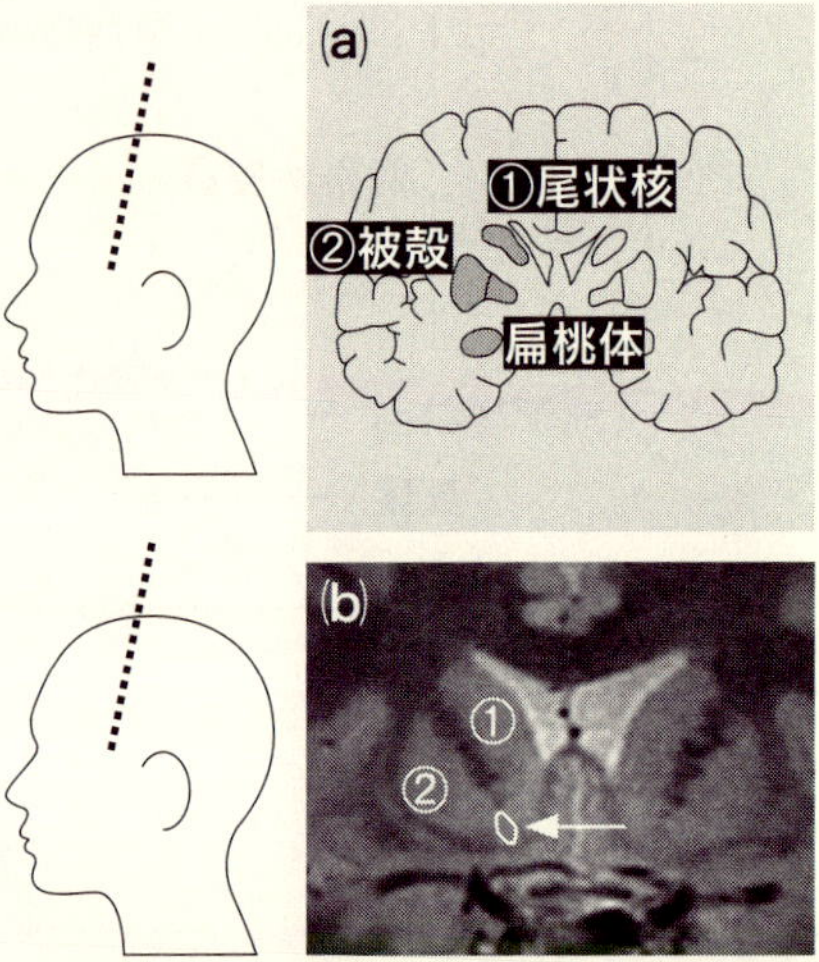

図2-6 扁桃体、線条体、側坐核

(a)顔面に平行にスライスした脳の断面模式図。尾状核、被殻、扁桃体を示す。尾状核と被殻を合わせて線条体と呼ぶ。

(b)顔面に平行にスライスした脳MRI画像。側坐核を示す（→の先端、白線で囲った部分）。尾状核①と被殻②は下方で結合しており、その部分に側坐核がある。

れます。帯状回は前頭葉・頭頂葉の内側に位置し、図2－5のように左右の大脳をつなぐ「脳《のう》梁《りょう》」という構造体の周囲を取り囲むように位置しています。前半分（前頭葉部分）を前部帯状回、後半分（頭頂葉部分）を後部帯状回といいます。前部帯状回は多彩で重要な仕事に関わっています。「人に関心をもつ」「注意力を長時間にわたって維持する」「他者に共感する」「社会性や協調性を発揮する」などです。社会脳の最も中心的な領域で、第5章第2節で詳述します。

前部帯状回の働きが低下すると、目の前にいる人に関心をもたなくなる、無視する、話しかけられても生返事しかしない、といった症状を示すことがあります。共感や同情は消え、引きこもり的な状態が生まれてきます。これまで一緒に生活してきた家族などからみると「身体はそこにあるけれど、心はどこか遠くへいってしまったような状態」と感じることがあります。自分について振り返る思考も低下します。時間感覚が欠落し、今が何時か、次の予定はどうなっているかなどの感覚は消えていきます。

膝下部：前部帯状回の最前部位です。脳梁の太い線維束が膝のように曲がっている、その下の部分です。この部位に、「無償奉仕の精神」（利他性。自分の利害を度外視して他人のために貢献する）が宿るという仮説が注目されています。

傍帯状皮質：前部帯状回の外側を取り巻くように位置しています。他人との駆け引きで有利に立とうとするときや、長期的な見通しのもとに判断する際に活動すると考えられています。他人の成功を「妬む」ときにも興奮しており、妬みの脳領域として知られています。

背内側前頭前皮質：して良いことと悪いことの分別、自分と他人の相性の判断などを担っていると考えられています。

前部前頭前野：人間には、あいまいな情報やわずかな情報しか与えられなくても決断しなければならないことがあります。そのような場合、信念や確信が大きな役割を持ちます。信念に沿って判断し、自分の判断に確信を持つなどの心的機能の脳領域として前部前頭前野が浮上しています。

◆前頭葉基底部

腹内側前頭前皮質：前頭葉基底部は前頭葉の中央部の底面に位置しています。内側（腹内側前頭前皮質）と外側（眼窩前頭前皮質）に分けられます。腹内側前頭前皮質は計画性（目先の利益だけでなく、長期的な視野で判断する）、欲望や感情に溺れず我慢するなどの機能があると考えられており、善悪の判断にも関わるとされています。

腹内側前頭前皮質はまた、社会的ルールや習慣、常識を習得していく際にも重要な役割を果たす部位であると言われています。幼少期にこの部位を損傷すると、社会性を身につけていくことが困難になると指摘されています。外側部分の眼窩前頭前皮質（前頭葉眼窩面）は「美しい」「醜い」などの感性に関わっていると考えられています。

前頭葉基底部が認知症などの病気や事故によって損傷を受けると、ちょっとしたことに反応して怒る、目先の利益で行動してしまう（詐欺のような儲け話に乗ってしまう）といった症状が発生しかねません。注意すべき症状の一つです。

◆側頭葉に位置する領域

上側頭溝周辺皮質：上側頭溝は側頭葉の上方にあって、上側頭回と中側頭回を隔てている溝です（19ページ図１－２、63ページ図２－３）。この溝の前半部分は向かい合っている人の視線の方向を読み取り、後半部分では眼や手、口の動きを読み取って、相手の行動の意図を把握すると言われています。眼の動きと視線の向きを解析し、顔全体の表情やしぐさなどの情報もあわせて処理することで、相手の心や気持ち、行動の意図などを推測します。

◆頭頂葉に位置する領域

頭頂間溝：頭頂葉のやや後方にある脳溝の名称です（図２－３）。その脳溝の周辺皮質が、前頭葉の眼球運動領域とネットワークを組むことで「注意機能」を発揮します。目の前の風景の中から何かを探し出す、人混みの中で友人を探すなど、能動的な注意機能を担っています。

楔前部、後部帯状回：頭頂葉の内側面に位置する領域です（図２－８参照）。自分の近未来を考える、自分の過去を振り返るなどの思考時に活発に活動する領域です（148ページ図４－５参照）。

自分について振り返り、内省する脳領域が「デフォルト・モード・ネットワーク」（図２－７、図２－８）と呼ばれ、注目を集めています。デフォルト・モード・ネットワークは社会脳の一部分として扱われていますが、もともとは神経学的・放射線医学的な研究から生まれた理論です。その生理学的な意義を理解していただくため、項を改めて解説します。

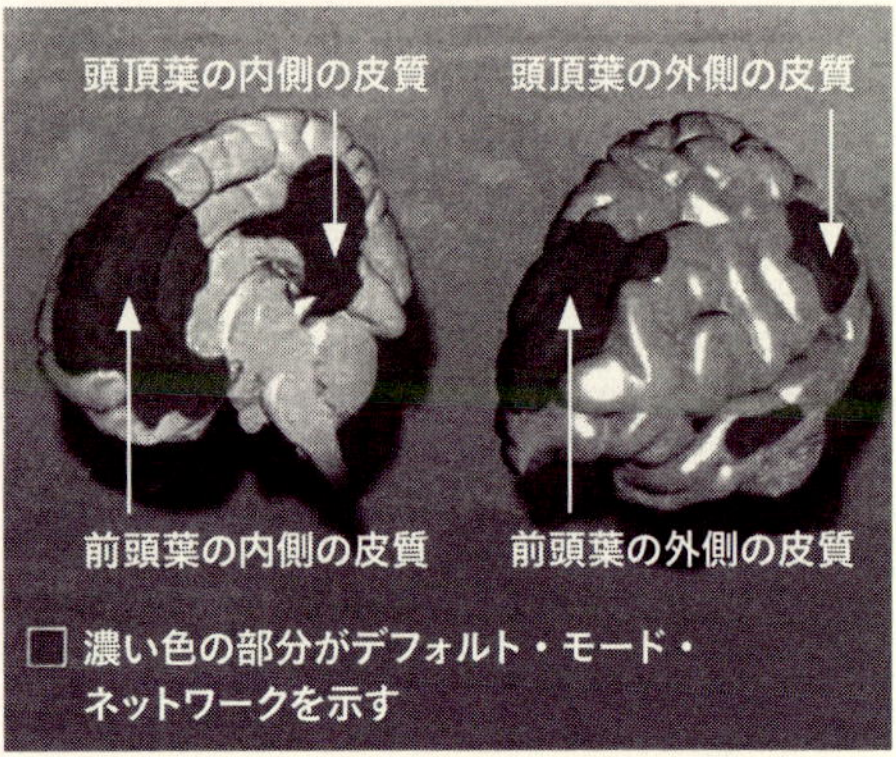

図2-7 デフォルト・モード・ネットワーク立体図（レイクル教授によるシェーマ図）

デフォルト・モード・ネットワーク（白い矢印で示された濃い灰色の部分）。（M. E. Raichle: The Brain's Dark Energy, Sci. Am. 302, 44-49, Mar. 2010から引用）

◆デフォルト・モード・ネットワークとは何か？

米国の脳科学者マーカス・レイクルは、人間の脳活動の「ベースライン」に関する研究をPETを用いて行っていました。ベースラインとは安静覚醒時の脳の活動状態のことで、かみ砕いて言えば「目覚めてはいるが何もしていない」ときの脳の状態を指します。

レイクルはその研究のさなか、奇妙な現象を発見します。「目的を達成するような活動」や「目標の明白な活動」に際しては沈黙しているにもかかわらず、人が休息状態に入ると俄然、活動を開始する脳領域が存在することを見出したのです。従来の常識では、目的を達成するような活動を行っている最中の脳は活発に働き、休息時には活動が低下するものと考えられていました。

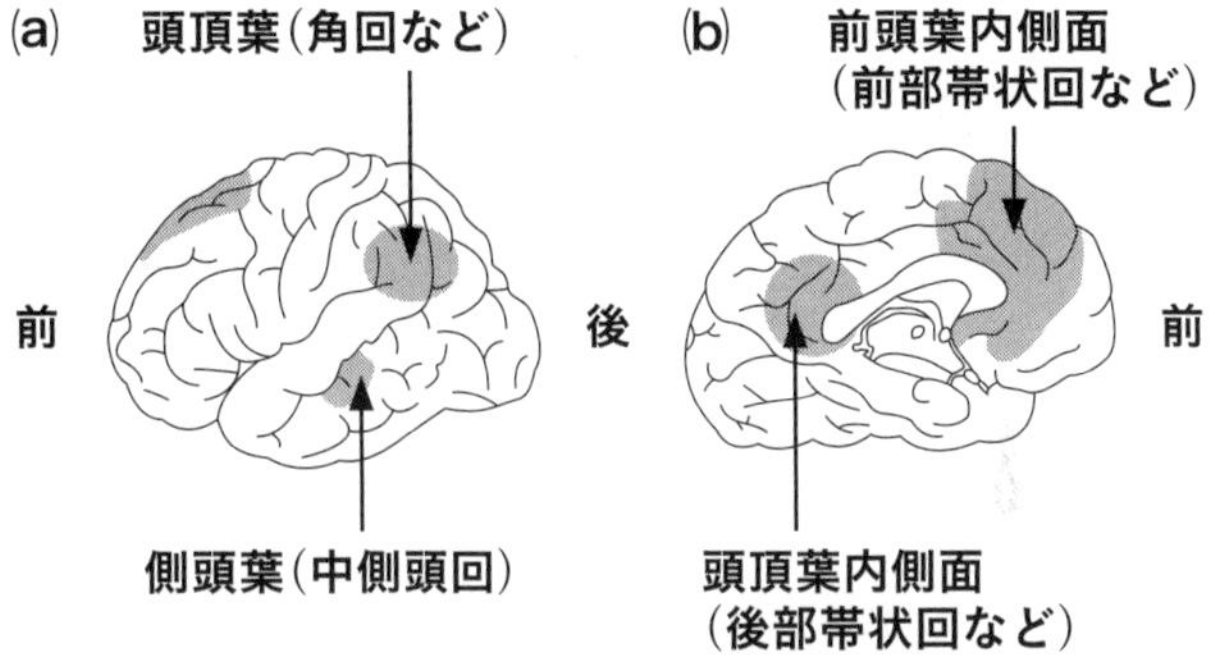

図2-8 デフォルト・モード・ネットワーク（模式図）
(a)大脳の左外側面、(b)左内側面を示す。頭頂葉内側面（後部帯状回、楔前部）と前頭葉内側面（前部帯状回、傍帯状皮質、背内側前頭前皮質）を中心に、角回とその近傍、中側頭回から成り立つ領域をデフォルト・モード・ネットワークと呼ぶ。図2-7で立体的に表示。

レイクルは、自らが発見した従来の常識とはまったく「逆の」活動状態を示す脳領域を「デフォルト・モード・ネットワーク」と名づけました。「デフォルト（default）」には、「欠席」や「債務不履行」といった意味がありますが、ここでは前者が適切でしょう。脳の主要な部位が活発に活動しているときに静かに休んでいることを指して、「欠席状態」と表現したわけです。

デフォルト・モード・ネットワークの具体的な解剖マップは、図2-8で示しました。解剖名で表現すると、頭頂葉内側面（後部帯状回、楔前部）、頭頂葉外側面（角回、縁上回《えんじょうかい》）、前頭葉内側面（前部帯状回、傍帯状皮質など）、側頭葉前半部などから成り立っています。社会脳として解説してきたさまざまな領域を含みますが、頭頂葉と前頭葉内側面に主な領域があることが特徴です。

脳は、つねにそのすべての領域が活発に活動しているわけではありません。脳全体がいつも活発に活動し続けていたのでは、過労で破綻してしまいます。ある部分が活動していても別の部分は休んでいる現象は、脳生理学で知られていました。レイクルは、安静覚醒時の人間の脳の活動レベルを調べようとして、休息時に限って活動している奇妙な脳領域を発見したわけです。

デフォルト・モード・ネットワークと名づけられた脳領域は、いったい何をしているのでしょうか?

デフォルト・モード・ネットワークの活動は、「何の負荷もない状態でもともと存在する活動」という意味で「デフォルト活動」とも呼ばれます。デフォルト活動として、次のものが知られています。
①内的思考過程
②自分が過去にしたことを思い出す活動
③心に浮かぶことに、とりとめもない思いをめぐらす活動
④いろいろなことを夢想する活動
⑤自分の体の状態、感情について考える活動
デフォルト・モード・ネットワークでは、たとえば愚痴のようなとりとめのない思考に始ま

り、徐々に過去や未来に思いをめぐらし、自身と自分の人生を考えていると思われています。過去と未来の自分を展望しながら、現在の自分を考えることも特徴です。さらに自分を内省し、自身の言動を振り返り、反省する機能も、デフォルト・モード・ネットワークに備わっていると考えられています。

◆接合領域

社会脳マップの紹介に話を戻しましょう。

側頭頭頂接合領域：側頭葉と頭頂葉の境界領域を側頭頭頂接合領域と呼びます。解剖学的には、「上側頭回」「角回」「縁上回」などと呼ばれる部位の近接域から成り立っています。

この部位は、何かを注視したときに活動します。第一に、上側頭溝周辺皮質や前部帯状回とともにネットワークをつくり、人の目つきや顔つきなどから、その人の心を読む機能を担っています。上側頭溝周辺皮質の解析機能は目つきと視線を対象としていますので、側頭頭頂接合領域は顔全体の表情などを分析しているものと推測されます。

第二に、外部からの刺激に反応する注意機能を担っています。大きな音がした、変な光がみえた、歩行中の道路に穴がみえたといった、周辺環境に「異常」を感じたとき、人は注意機能を発揮してその方向を調べます。側頭頭頂接合領域は、この外的刺激に対する注意機能を担っているのです。

側頭後頭接合領域：優位側（言語を理解する「言語中枢」のある側で、通常は左）の側頭葉と後頭葉の接合領域も、社会脳の一つと考えられています。この領域は下前頭回、腹外側前頭前皮質などとのネットワークによって、ユーモアや比喩の理解などの機能を発揮すると考えられています。

◆ミラーニューロンシステム

一九九二年、サルを用いた脳研究で「他者の行動を模倣する」神経細胞が発見され、「ミラーニューロン」と名づけられました。他人の行動をみて模倣をする神経細胞で、「物まねニューロン」などとも言われます。

物まね（模倣）は学習の第一歩です。人だけではなく、多くの動物が子育ての過程などで模倣による教育をしています。狩りの仕方や飛び方、泳ぎ方など、親が手本を示して子供にまねさせるのが教えの基本です。こういった活動時に、ミラーニューロンの位置する脳領域が活発に活動しています。ミラーニューロンは、脳内の複数の離れた部位（前頭葉と頭頂葉）で発見されており、「ミラーニューロンシステム」としてネットワークによって活動すると考えられています。

一九九九年、機能的ＭＲＩを用いた研究で、人間の脳内にもミラーニューロンがあることが証

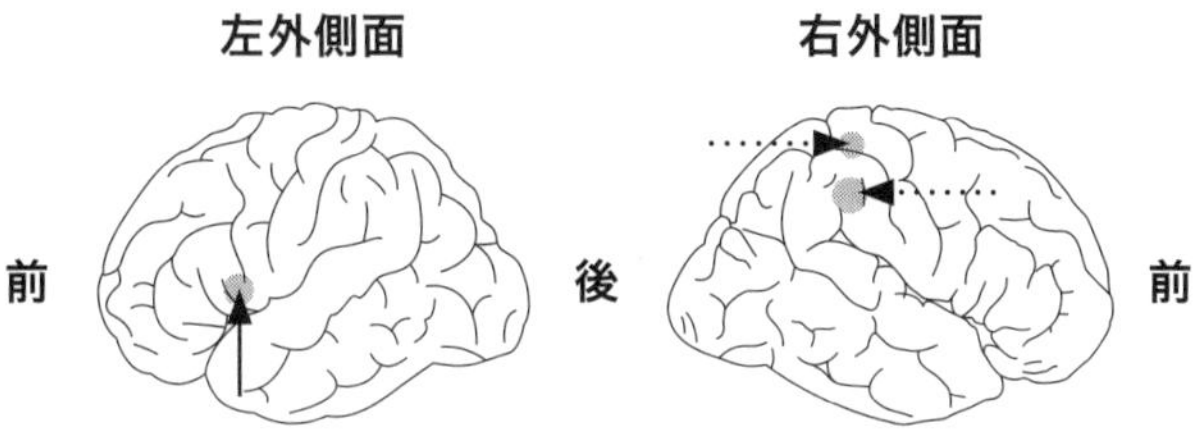

図2-9 **ミラーニューロンシステム**
人間では左下前頭回（実線→）、右頭頂葉（点線→）などにミラーニューロンがあると推測されている。（Marco Iacoboni et al.: Science 286, 2526-2528, 1999から引用、一部改変して模式図化）

明されました（図２－９）。指の運動をまねさせる実験によって模倣する脳領域を明らかにしたもので、前頭葉（下前頭回）、頭頂葉にミラーニューロンが存在することが示されています。

注目すべきは、ミラーニューロンの存在部位が社会脳の脳領域とピタリと重なっていることです。物まねをすることが、やがて他者の気持ちを理解し、共感や同情を覚えることにつながっていくのかもしれません。

◆神経核の社会脳

脳内には神経細胞が多数集まり、〝塊〟をつくって存在している部分があります。その塊を「神経核」と呼びます。神経核の中にも、社会脳の一部を形成しているものがあります。

扁桃体：側頭葉の深部に位置し、左右に一つずつあります。ちょうど木の実のアーモンド（扁桃）に形も大きさも似ていることから、扁桃体と呼ばれています（66ページ図2－6参照）。食欲や性欲、身の危険の察知など、「本能感覚」の宿る領域です。扁桃体の左右両方がともに損傷を受けると、食欲や性的欲求の異常亢進などが発生します。片方だけの損傷では、大きな症状は現れません。

扁桃体は、身の危険につながる事象を察知し、「恐怖感」として前頭葉などに向けた警告を発します。他人の顔をみたときに信用できる人かそうでないか、自分にとって危ない人か安心できる人かなどを一瞬のうちに判断し、前頭葉などに伝えてくれます。緊急避難や迅速な逃避行動を開始できるのも、扁桃体のこの働きのおかげです。

扁桃体から発せられた警告は、「恐怖感」「不信感」「不安感」といった感情として私たちを包み込みます。この感覚の支配が強い場合には、たとえその情報が誤っていたとしても修正は難しく、間違った判断のまま突き進んでしまいます。「オレオレ詐欺」「振り込め詐欺」で大金を振り込んでしまうのも、扁桃体のこの特徴のためと考えられます。

扁桃体は「思い込み」や「偏見」をもたらす神経核なのです。思い込みや偏見を訂正する役割を担うのは大脳皮質です。扁桃体はまた、他人の感情の状態を理解するうえでも重要な役割を果たしています。

線条体、側坐核：脳のほぼ中心部に、「大脳基底核」と呼ばれる領域があります。たくさんの神経核から成り立っており、線条体はその一つです。図2－6に示したように「被殻《ひかく》」と「尾状核」から形成されていますが、両者は下方（腹側）でつながっています。

そのつながりの間の部分に側坐核が含まれています。扁桃体が恐怖感や不安感、怒りなど「ネガティブな感覚」を生む領域であるのに対し、線条体は喜びや快感、モチベーションなどの「ポジティブな感覚」を生み出す領域です。

◆社会脳は「ネットワーク」が基本

前項までで、社会脳の解剖マップを概観しました。お気づきと思いますが、社会脳は一ヵ所の部位だけで機能を担うのではなく、いくつかの領域がネットワークをつくることで仕事をしています。続く第３章、第４章でたくさんのネットワークの名称が登場しますが、ここで代表的なネットワークとその解剖学的関係を整理しておきます（図２－10）。初めて登場する名称もありますが、（　）内に示した各節を参照してください。

▼ToMネットワーク（第３章第１節）：上側頭溝周辺皮質、側頭頭頂接合領域、前部帯状回などをつなぐネットワークです。人の目つきや顔つき、表情から、怒り、悲しみ、喜びなどを感じとります。危険性を察知して避けたり、共感を示したりと、対人関係の基礎を担います。競い合う駆け引きも含まれます。心の理論の神経基盤です。図２－10のBとFの領域から成り立っています。

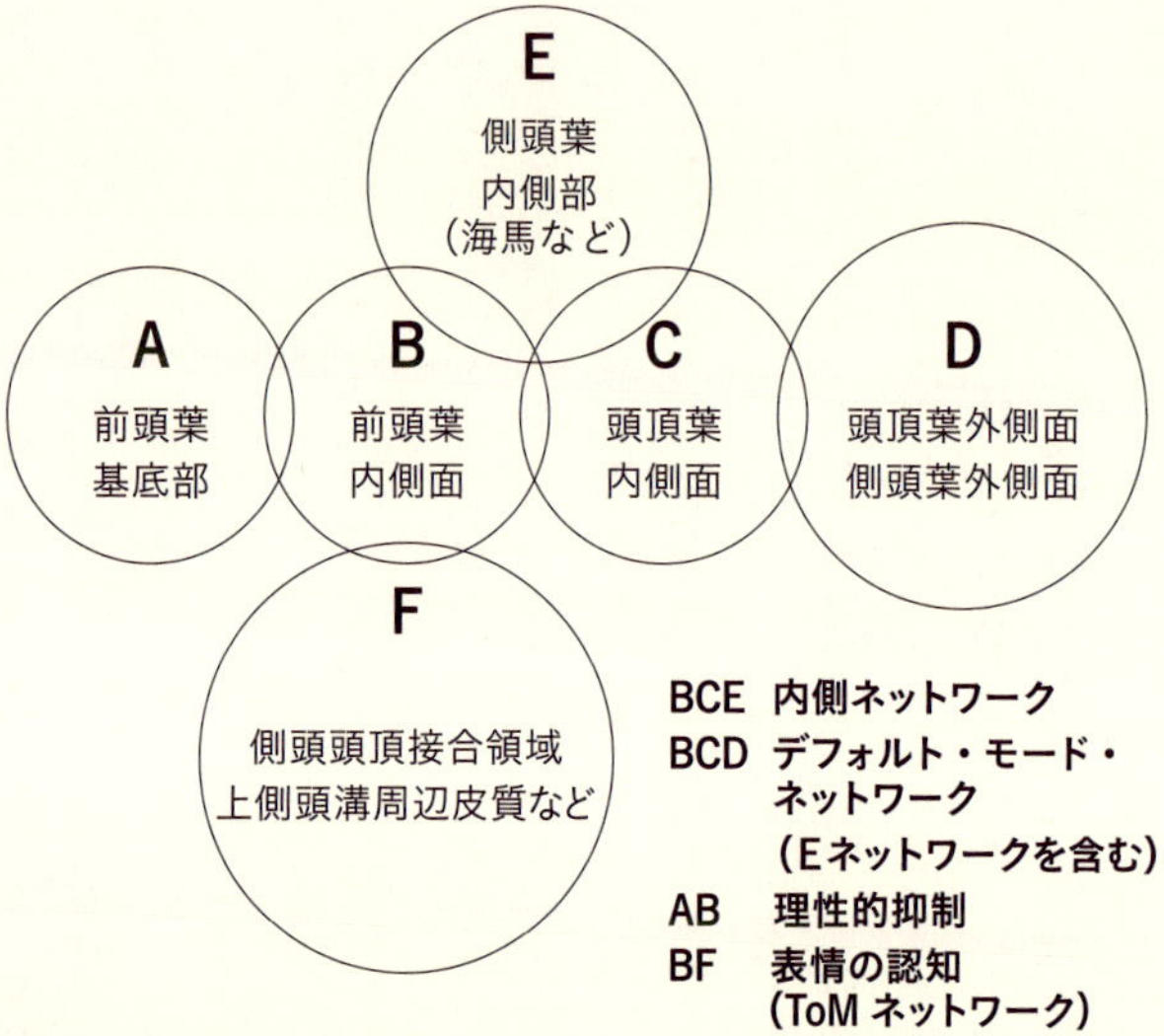

図2-10 社会脳の基本ネットワーク
社会脳の機能を発揮する基本的なネットワーク(説明は本文参照)。

▼内側ネットワーク(第4章第4節)：前頭葉、頭頂葉、側頭葉の各内側部をつなぐネットワークです。過去の体験を参考にしながら未来を志向し、さまざまな条件の未来を考えて活動していく機能を担っています。時間の感覚が含まれているため、このネットワークが壊れると日時の見当識障害が現れます。図2－10のBCEの領域から成り立っています。

▼デフォルト・モード・ネットワーク：前頭葉、頭頂葉の内側を中心に、一部外側、側頭葉も含むネットワークです。内側ネットワークと役割や領域が重なっています。過去を振り返りながら未来を思い、他人や

社会との関わりを考えながら自分について考える機能、自己を内省する思考も含まれるとされています。系統だった思考ではなく、ぶつぶつと愚痴をこぼすような「さまよい思考」を基盤とする人間的な営みです。図２−10のＢＣＤから成っています。

▼人物評価を行うＥネットワーク（第４章第４節）：デフォルト・モード・ネットワークの一部分と考えられます。背内側前頭前皮質、後部帯状回、左中側頭回、角回などから構成されています。他者に対する人物評価、「私とは何者か」という自己評価や自己認識が行われる脳領域です。

▼理性的な抑制のためのネットワーク：特別な名称はもちませんが、前頭葉基底部、前部帯状回などから成り立つネットワークです。理不尽な物事に対する怒りを抑え、欲望や感情にそって行動する自分を抑えます。心の理性的な抑制、すなわち「我慢する心」のネットワークです。

図２−10のＡＢの領域が担っています。

以上が、大脳皮質に中心を置くネットワークの代表的なもので、社会脳の各機能を支えています。

◆脳全体が社会脳？

解剖学的な各部位と、それらが連結されたネットワークが、「社会脳」と呼ばれる脳領域を形づくっていることをご紹介してきました。ちょうどジグソーパズルの各ピースのように、脳のあちこちに社会脳という領域がちりばめられていると考えてください。

すると、ここで一つの疑問が浮かび上がります。ことさらに社会脳などと言っても、脳全体がきちんと機能しなければ社会脳も動かないのではないか？　だったら、脳全体を社会脳と呼ぶべきではないか？　特定の場所だけ取り出して社会脳と呼ぶのはいかがなものか？　——と。

この疑問はもっともで、呼吸や血圧といった生命維持機能を担っている脳領域が壊れてしまえば、社会脳も停止します。死の危機に直面するのですから当然です。

脳全体が正常に働いて初めて、社会脳なる領域もきちんと機能を果たします。「相手の顔をみて、その人の心を理解する」などと言っても、対象物をみる能力がきちんと保たれて初めて、心を認識する能力が生じうるのです。社会脳は、より基礎的なたくさんの脳機能に支えられているということになります。

脳の機能には、表2-11に示すような三つの階層性があると考えられます。

〈生物脳機能〉呼吸、意識、摂食、生殖、運動、感覚など、基礎的な生命維持・種族維持に直結した脳機能です。

〈高次脳機能〉言葉を生み出し、言葉で意思疎通をする、物事を記憶し、思考し、新しい法則や理論、科学技術、音楽や絵画などの芸術を生み出し、文明を築いた脳機能です。

生物脳機能
呼吸、意識、摂食、生殖、運動、感覚など 生命維持・種族維持に直結した脳機能
高次脳機能
言語、記憶、思考、推測、計算、科学技術創出、 芸術的活動など文明を生み出した脳機能
社会脳機能
人の心の理解、共感、連帯、自己認識と反省、利他性、 社会性など社会的認知を担う脳機能

表2-11 脳機能の階層性
哺乳類の進化の過程で、脳は徐々に発達してきた。高度に発達した人間の脳は、長い歴史の中で培われた3種類の脳機能をあわせもつ。〈生物脳機能〉〈高次脳機能〉〈社会脳機能〉である。進化の中ではまず、生物脳機能が確立し、その後に高次脳機能、社会脳機能が確立した。高次脳機能と社会脳機能は同時的に発達したものと考えられ、上下関係はない。

〈社会脳機能〉 人の気持ちを理解することで、共感や連帯、協調性などを発揮し、人々の心を受け止めて社会を形成してきた「社会的認知」を担う脳機能です。

三つの脳機能が融合して初めて、人間の社会生活が営まれます。当然のことながら、生物脳機能や高次脳機能がきちんと働くことで、社会脳機能も作動します。前二者が作動しなければ社会脳も働きません。

ただし、生まれつき全盲の人の場合には、「人の顔をみて人の心を理解する」という能力はないものの、かすかな物音や匂い、空気の動きなどを鋭敏に感じ取ることで、その場にいる人の状況を察知して理解する能力があると考えられます。感覚器官に障害をもつ人であっても、もちろん社会脳は発達しており、その基盤には、やはり生物脳機能や高次脳機能の働きがあります。

③　認知症の診断基準としての社会脳

◆認知症の診断基準に社会脳が登場！

従来、社会的認知（人の気持ちを理解する、共感・同情する、社会性・協調性など）の障害は、認知症の診断基準としてはあまり考慮されてきませんでした。

国際的に広く認められた認知症の診断基準である『DSM－Ⅳ－TR』（米国精神医学会『精神障害の診断と統計の手引き　第四版改訂版』二〇〇〇年）では、記憶障害が必ず認められ、それに加えて失行・失認、失語症、実行機能障害のうち一つ以上がある場合に認知症と診断されてきました。

この基準では、記憶障害が重視される一方、社会的認知の障害は考慮されていません。人の気持ちや感情といった問題を客観的にとらえる診断法や検査法の確立は難しく、研究が遅れていたためと考えられます。

前述のとおり、二〇一三年五月に開催された米国精神医学会において、認知症の診断基準が改訂されました。社会的認知の障害が、診断基準の一つとして新たに加えられたのです。米国精神医学会編『DSM－5』（『精神障害の診断と統計の手引き 第五版』）の中で正式に決定されました。

新しい認知症の診断基準では、「学習と記憶」「言語」「実行機能」「注意」「知覚―運動機能（視覚構成認知など）」に加え、「社会的認知」を正式に認知機能として位置づけました。計六つの認知機能障害が新しい中核症状とされ、そのうちの一つ以上が明確に侵されて、生活上の障害が発生すると認知症と診断されることとなりました。

理論上は「記憶障害を伴わない認知症」も存在することとなり、議論を呼んでいますが、私は正しい改訂であったと考えています。

◆診断基準としての社会的認知の障害

六つに整理・拡大された認知機能の障害について、原典に沿って説明します（表2－12）。

▼「学習と記憶」の障害は、従来の「記憶障害」とほぼ同じです。新しいことを学習しても覚えられない（記銘力の障害）、最近の出来事を語れないなどの短期記憶の障害、長期記憶や自伝

▼「学習と記憶」の障害(従来の「記憶障害」)
新しいことを学習しても覚えられない(記銘力の障害)、最近の出来事を語れないなどの短期記憶の障害から長期記憶、自伝的記憶の障害まで多様な内容から成り立っている。
▼「言語」の障害(従来の「失語」)
言葉を理解する、言葉を話す、表現するなどの働きが侵される。
▼「実行機能」の障害(従来どおり)
「多目的な課題をこなす仕事でエラーやミスが増える」「決断や計画づくりなどがあいまいになる」など多彩な内容。
▼「注意」の障害(新設)
「通常の仕事が長くかかる」「初歩的な課題でミスがある」など。
▼「知覚―運動機能(視覚構成認知など)**」の障害**(従来の「失行・失認」)
空間の認識が大切な仕事が困難になり、地図が読めなくなる、方向感覚が悪くなるなど多彩な内容。
▼「社会的認知」の障害(新設)
「社会的認知」とは、社会において人と人の絆、相互理解をうまく築くために必要な認知機能のことで「感情の認識(recognition of emotions)」と「心の理論(theory of mind)」の2つが挙げられている。

表2-12『DSM-5』(『精神障害の診断と統計の手引き 第5版』)が示した、新しい基本認知機能障害(American Psychiatric Association: Diagnostic and Statistical Manual of Mental Disorders : DSM-5　2013から引用)

的記憶（自分自身の成長の各段階における体験を覚えていて語れること）の障害も含まれています。

▼「言語」の障害は、これまでの「失語」に相当します。言葉を理解する、言葉を話す、表現するなどの働きが侵されます。

▼「実行機能」の障害は、従来どおりです。「多目的な課題をこなす仕事でエラーやミスが増える」「決断や計画づくりなどがあいまいになる」など多彩な内容です。

▼「注意」の機能障害は、以前は実行機能などに含まれていましたが、独立しました。「通常の仕事が長くかかる」「初歩的な課題でミスがある」など多くの内容を含みます。

▼「知覚—運動機能（視覚構成認知など）」の障害は、これまでの失行・失認が整理・拡大されたものです。空間の認識が困難になり、地図が読めなくなる、方向感覚が悪くなるなどを示します。

▼「社会的認知」の障害は、今回の改訂で新たに加えられた内容です。社会的認知とは、社会において人と人の絆、相互理解をうまく築くために必要な認知機能のことで、『DSM-5』では「感情の認識（recognition of emotions）」と「心の理論（theory of mind）」の二つを挙げています。

具体的には、相手の表情から気持ちを理解する、相手の感情を理解する、共感し同情する、駆け引きをして競い合う、社会性・協調性をもつ、欲望や感情を理性的に抑制する、自分を反省する、などです。言うまでもなく、いずれも社会生活を営むうえでとても重要な機能です。

「社会的認知」「社会脳」という視点をもって認知症を理解し、診断することはきわめて有意義であり、診断後の治療や介護に際しても大いに役立ってくれるはずです。認知症の診療に長く携わってきた専門医の一人として、今回の米国精神医学会の決定を大いに歓迎するものです。

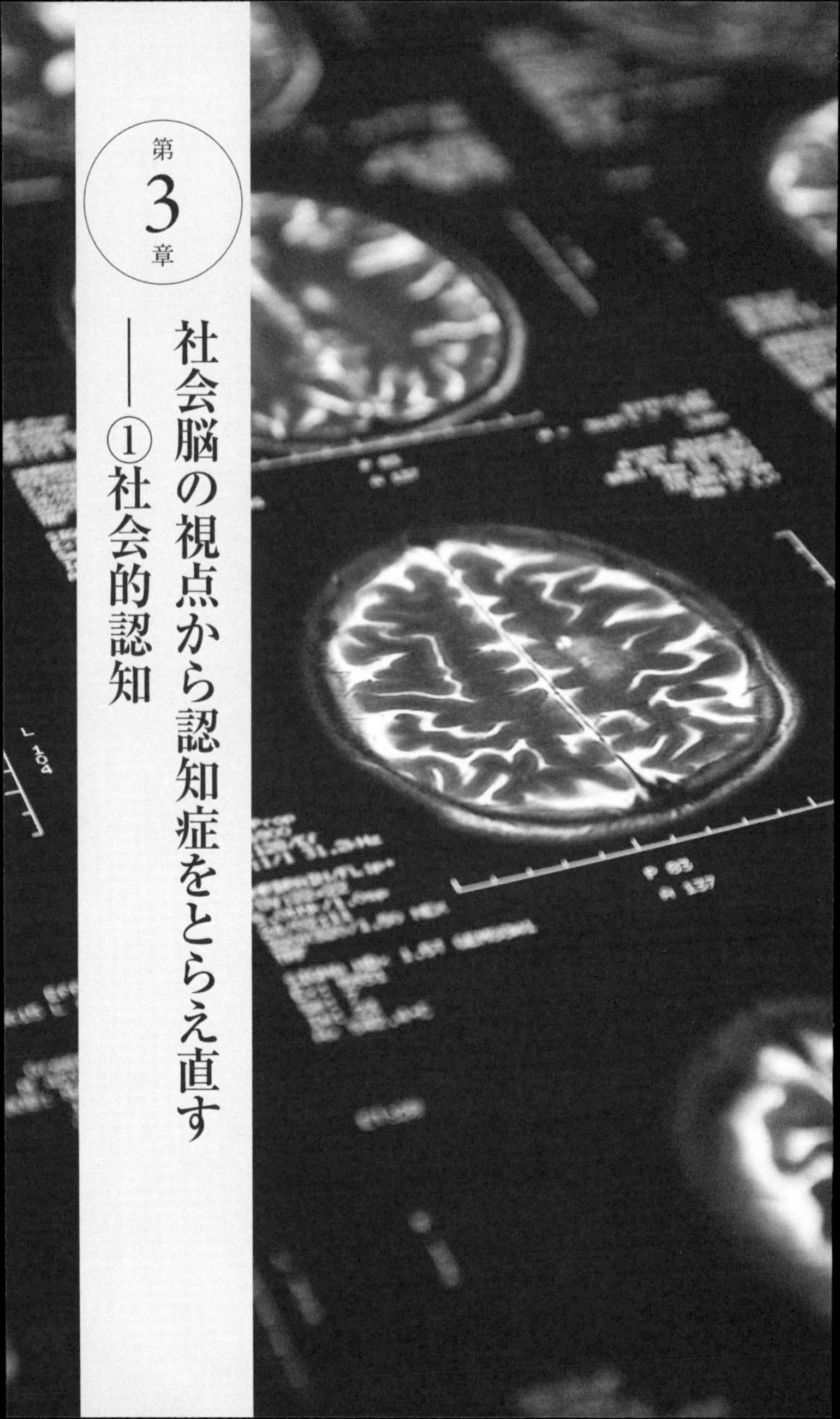

第3章 社会脳の視点から認知症をとらえ直す

——①社会的認知

前章では、社会脳の解剖マップをみていただきました。本章では、「社会的認知の障害」と呼ばれる内容を主に取り上げながら、認知症のさまざまな症状を社会脳の障害としてとらえ直します。

人の気持ちを理解する「表情の認知」という機能からスタートして、同情・共感、妬み、駆け引きなどの心の動きを見つめます。怒りや暴力がなぜ生まれるのか、ユーモアの理解や笑い、注意と注意障害についても考えます。

また、社会脳の障害をもった認知症の人が、どんなトラブルに巻き込まれやすいかについても、考察してみたいと思います。

①「心の理論」と表情の認知

◆「心の理論」を支えるToMネットワーク

大切な人に会うとき、人は五感を研ぎ澄まして相手に向き合います。相手の姿が視野に入った瞬間から、〝勝負〟は始まります。相手の目を見つめて、ちょっとした視線の揺らぎやしぐさから、相手の気持ちや気分、心の状態を把握しようと努めます。
――今日は機嫌が悪そうだな、何か気持ちが高ぶっているな。相手の心の内を探り、相手の気持ちを理解し、会話を始めるときには一通り相手の状態を把握しているものです。

社会では、交渉や営業などの現場で、人を説得したり駆け引きをしたりということが日常的に行われています。野球におけるピッチャーとバッターの対決や大相撲の立ち合いなどは、典型的な駆け引きです。営業マンの営業活動、会社での上司と部下、あるいは家庭での夫と妻のやり取りなども、相手の気持ちを把握して、相手の出方を推測したうえで目的を達成しようとします。これも、広い意味での駆け引きです。

駆け引きの勝敗を決めるポイントは、会った瞬間に顔や目の表情、ふるまいやしぐさから、相手の気持ちや心の状態を把握できるか否かにあります。相手の気持ちを理解できないまま行動を起こしても、決してよい結果は得られません。

さまざまな人の心の働きの中で、最も重要かつ基本的なものは何でしょうか?

それは、「他者の心や気持ちを理解する」という人間特有の働きであると考えられます。目や顔、表情などの外観の観察から人の心の内を推測するという能動的な働きにこそ、あらゆる社会生活の基礎があり、うまく社会生活を営む源になっています。

このような、相手の外観からその人の心を理解する機能は、「心の理論（theory of mind）」と

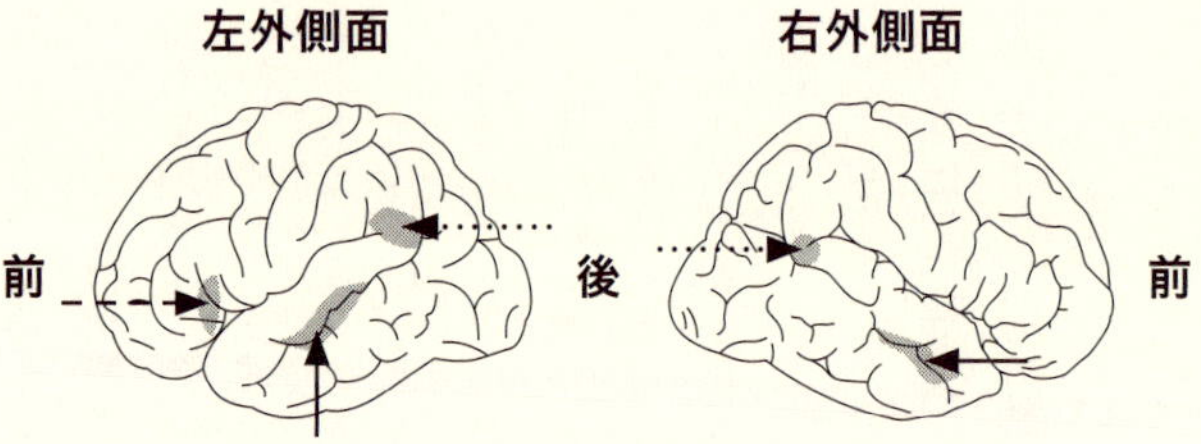

図3-1 「心の理論」(表情の認知)の神経基盤(ToMネットワーク)
上側頭溝周辺皮質(実線→)、側頭頭頂接合領域(点線→)、下前頭回(破線→)などを示す。前部帯状回、扁桃体はここでは示されていない。(苧阪直行編『脳イメージング』P102から引用、模式図化)

呼ばれてきました。心の理論は、脳内のどのようなしくみによって担われているのでしょうか? 前章で社会脳の解剖マップを紹介しながら触れた内容も含め、ここで改めて整理しておきましょう。細かい部分に関しては、現在も研究者によって意見の相違がありますが、心の理論の神経基盤は次の脳領域から成り立っていると考えられています(図3-1)。

上側頭溝周辺皮質:視線の向き、目の動きを把握する
前部帯状回:相手に関心を抱き、注意を向ける
側頭頭頂接合領域:人の表情を把握する
扁桃体:相手の表情をみて、その人の感情を理解する

この四つの領域は、脳の中では互いに数センチメートル以上離れています。離れてはいますが、四つの脳領域が神経回路で結ばれてネットワークを形成し、「表情の認知」という一つの働きを担っています。この表情認知のためのネットワークは、「Theory of Mind」の頭文字をとって

「ToMネットワーク」と呼ばれることもあります。
「心の理論」は、ToMネットワークの発見によって構造的な基盤を確立し、その後の社会脳科学の発展を促すことになりました。

◆怒っているのか悲しんでいるのかわからない——感情の理解

人の気持ちがわからないということは、相手の感情がわからないということです。相手が悲しんでいるのか怒っているのか、あるいは喜んでいるのか——もしその判断がつかないとしたら、それは大変なことです。相手の喜びや悲しみを理解できるからこそ、人間関係が維持できます。誰しも、感情を逆なでしてくるような人と交流を続けることはできません。相手の視線や表情をとらえる脳領域はわかりましたが、それでは、感情はどこで把握されるのでしょうか？

いくつかの部位が関わりますが、最も重要な部位は扁桃体です。扁桃体は本来、危険を察知して「恐怖感」として警告する部位であると前章で説明しました。その役割は、敵から身を守り、危険を回避するための警報装置にたとえられています。

この扁桃体が、他人の苦しみや怒り、嫌悪感などを示す表情を理解する脳領域となっています。扁桃体が壊れると、それらを理解することができなくなります。扁桃体は感情の理解、特に

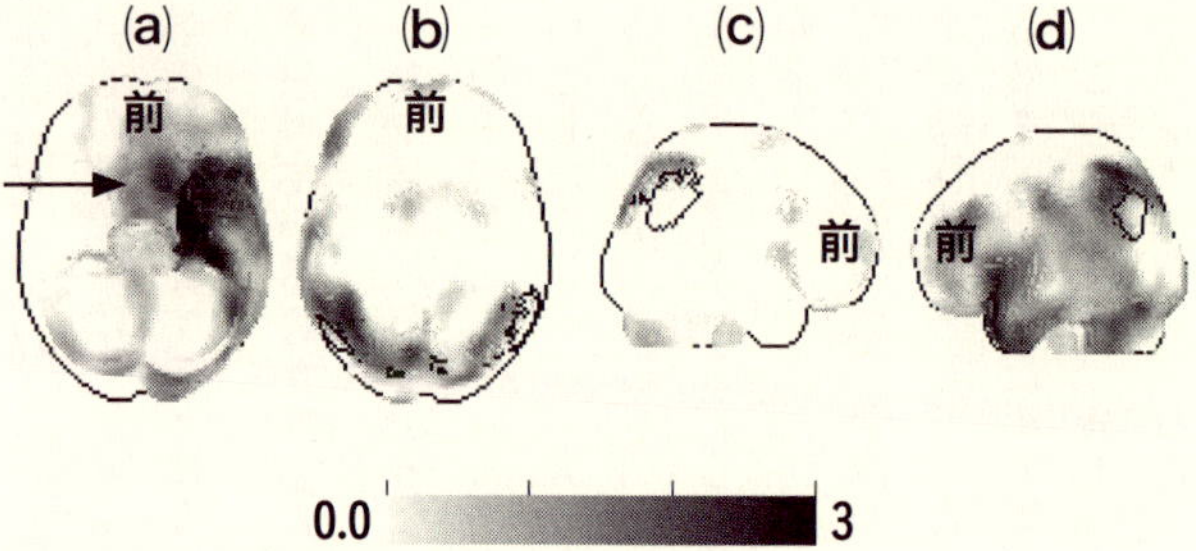

図3-2 ヘルペス脳炎患者の脳SPECT
(a)脳を下からみた画像。左側頭葉基底部を中心に血流低下（機能低下）を認める（→）。(b)脳を上からみた画像、(c)右横からみた画像（右側面像）、(d)左横からみた画像（左側面像）。左側頭葉全域に血流低下を認める。

苦しみや怒り、嫌悪感などのややネガティブな感情に反応すると言われています。

村井俊哉『社会化した脳』では、扁桃体のこうした役割がヘルペス脳炎の患者さんの研究を通してわかりやすく紹介されています。ヘルペス脳炎で側頭葉の内側（扁桃体や海馬、海馬周辺の脳皮質）が壊れた患者さんに「怒る顔の写真」「悲しむ顔の写真」などをみせても、適切に理解できませんでした。対象者の感情を、表情から判断・評価することができないのです。

私も、ヘルペス脳炎の患者さんの診療を経験したことがあります。私の経験した例では、感覚性失語症の症状が強く、詳しい検査を実施できませんでした。ただ、その患者さんは、いつもニコニコしていて、誰とでもすぐに親密になってしまうという特徴を示しました。相手の表情に対する理解が乏しく、警戒心が低下していることを示す症状と推測されました（図３－２）。

喜びや楽しさの感情は、どこで感じとられているのでしょうか？　必ずしも明快に解明されているわけではありませんが、自分が喜ぶときに活動する線条体などが活動することで、他人の喜びや楽しさなどの感情を理解していると考えられています。

◆認知症の人が詐欺に遭う理由——「だまされる脳」で何が起こっているのか？

認知症の人は、しばしば詐欺の被害に遭《あ》います。

布団を高価格で売りつけられた、数万円もするＣＤセットを買わされた、床下の工事を無理やり行われて数十万円支払わされた……など、被害例は枚挙にいとまがなく、詐欺的な商法をしている人たちは認知症の人を格好の標的としているようです。

このような事例を紹介すると、「認知症の人は理解力が低下しているために、だまされてしまうのだ」と考えられがちです。しかし、認知症の人が詐欺的商法にだまされる理由は、決してそれだけではありません。人に対する警戒心が低下していることが、原因の一つであると考えられます。

私自身、高価な家具を買わせるために、わざわざサラ金から借金をさせられている患者さんの事例を経験したことがあります。借金の総額は五〇〇万円を超えていましたが、その患者さんは

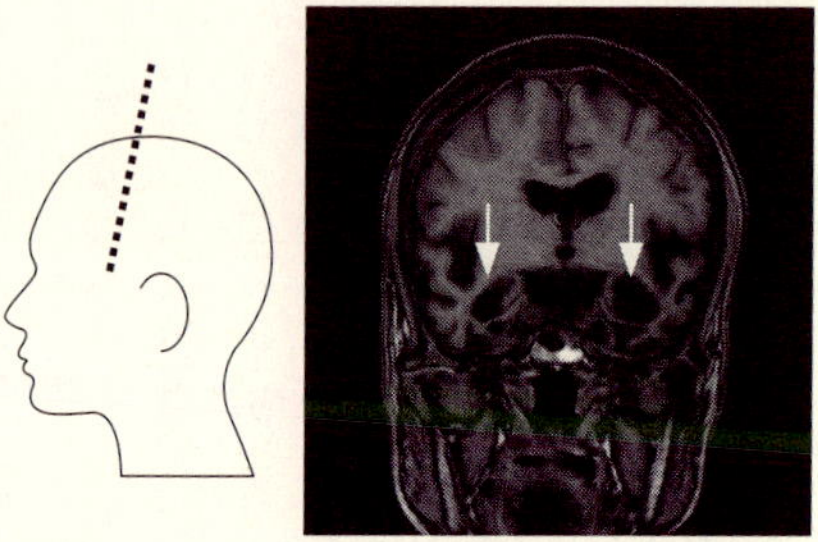

図3-3 詐欺被害に遭った認知症の人のMRI
両方の側頭葉、特に内側に萎縮を認める。側脳室という空隙が大きく拡大している。本来は扁桃体がみえる位置にまったくその影がない（→）。両方の扁桃体が萎縮すると恐怖感を感じなくなり、無防備になって詐欺被害などに遭いやすくなると推測される。

次々と繰り出される支払い要求にあっさりと応じていました。

別の事例では、要求されるままにお金を銀行からおろして、その場で相手に渡したという人もいます。どちらも前頭側頭型認知症と診断していた患者さんで、側頭葉内側部と扁桃体が、ともに強く縮んでいました（図3－3）。

オレオレ詐欺や振り込め詐欺の場合には、電話の相手を自分の子供や孫だと信じ込んでしまうところから始まりますが、認知症の人が被害に遭う詐欺的商法では状況はまったく異なります。認知症の人は、詐欺的商法の相手と長時間にわたって一緒に過ごし、すっかり信用しきってしまうのです。一緒に銀行やサラ金へ行き、その場で現金を渡します。長い付き合いの中で相手を信用していますから、詐欺だなどと疑うことはありません。警戒心がまったくないのです。

このような場合には、もはや患者さん本人との話し合いで解決することは難しく、成年後見制度の利用を含む防衛策を基本にしながら守っていくしかないと思われます。詐欺的商法をしかけた相手は姿をくらましても、サラ金での借金はそのまま残り続けます。幸い、先の事例でお金を貸したサラ金業者は、役所の担当官の立ち会いのもとで話し合いを行った結果、貸したお金を認知症の人からは回収しないこととなりました。

画像診断で両方の扁桃体が強く萎縮した認知症の人では、警戒心が薄れ、詐欺的商法に遭いやすくなっていることを知っておきましょう。

② 同情・共感と駆け引き

◆心と心の相互作用

相手の気持ちを理解すると、次にその相手の気持ちに応じて、自分の心が反応します。自分と相手との相互作用と呼んでもいいでしょう。

そのような働きの一つとして、私たちは相手の悲しみや苦しみ、心の痛みなどを理解して受け止め、その悲しみや痛みを「共に感じる」ことができます。すなわち、共感や同情です。相手の心の痛みに同情したり共感したりする心は、社会の最も基礎にある人と人との絆を生む、重要な社会脳の働きです。この働きがなければ、社会はバラバラになってしまうかもしれません。

一方で、他者との心の相互作用の中には、時に相手の成功を妬んだり、相手の不遇を喜んだりするものも含まれています。これもまた、社会脳のなせる業《わざ》です。

人間は日々、「駆け引き」の中で生きています。駆け引きは、次のような三段階から成り立っています。

①目つきや顔つきといった外見から、相手の気持ちをとらえる
②過去のデータや第三者のデータと比較して、相手の出方を推測する
③そのうえで自分の態度を決める

考えようによっては、人間生活はすべてが駆け引きの連続で成り立っている、ということもできます。仕事においても私生活においても、人に何かを提案するときには、相手の気持ちや考えを推測したうえで行います。場合によって〈今日はちょっと無理だな〉と思えば、予定を変えて次のチャンスを待つことになります。

社会を構成する私たちの生活は、このように「相手の気持ち」を考えながら進められているのです。そうした雰囲気を察知できずにことを進めると、自己中心的で「KYな人間」、すなわち、その場の空気を読めない、空気を察知できない人間と評価されてしまいます。

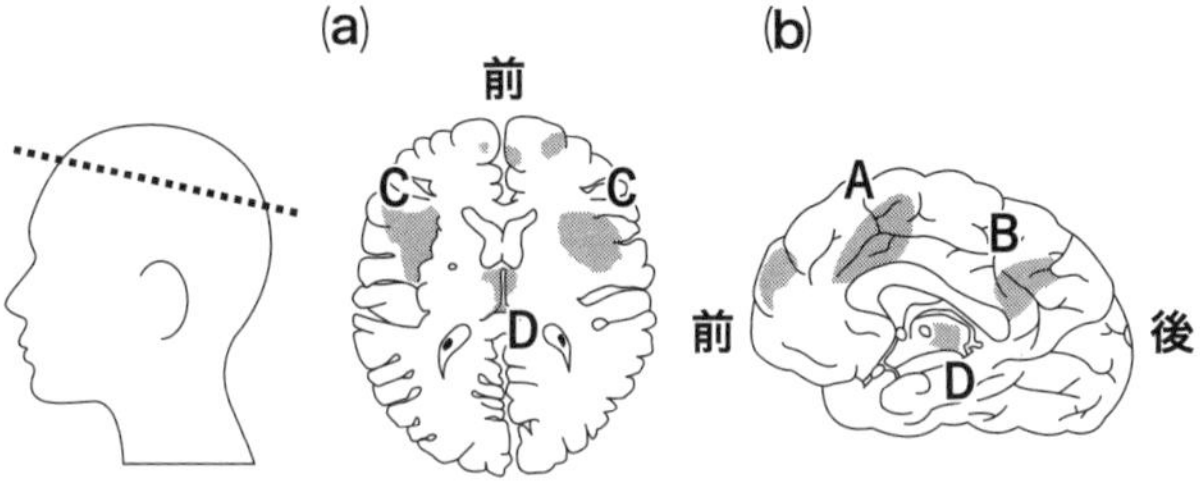

図3-4 同情の脳活動領域

(a)顔面に垂直にスライスした模式図。(b)脳の右内側面をみている模式図。人が他人の心の痛みに同情しているときには、前頭葉内側面（前部帯状回（A）、後部帯状回（B）など）や島皮質（C）、視床下部（D）など、広範囲な領域の活動が生じている。（Mary Helen Immordino-Yang et al.: PNAS., 2009から引用、模式図化）

◆同情や妬みを生み出す脳内メカニズム

同情・共感、妬み、駆け引き——。このような心の動きを生み出す脳内メカニズムや神経基盤もまた、社会脳科学的な研究によって明らかにされてきました。心の機微に触れる問題ですから、いまだ初歩的な研究結果としてとらえるべき点も含まれているはずですが、現段階での有力な仮説として確認しておきましょう。

図３－４に示すように、同情・共感は広い範囲の脳活動に支えられて生まれています。同情・共感という心理現象に関与している脳領域は、前部帯状回、両側島皮質、視床下部などです。不快感や嫌悪感などを感じるときに活動する脳領域とよく似ています。

このことは、他人の不快な苦しみや悲しみを、自

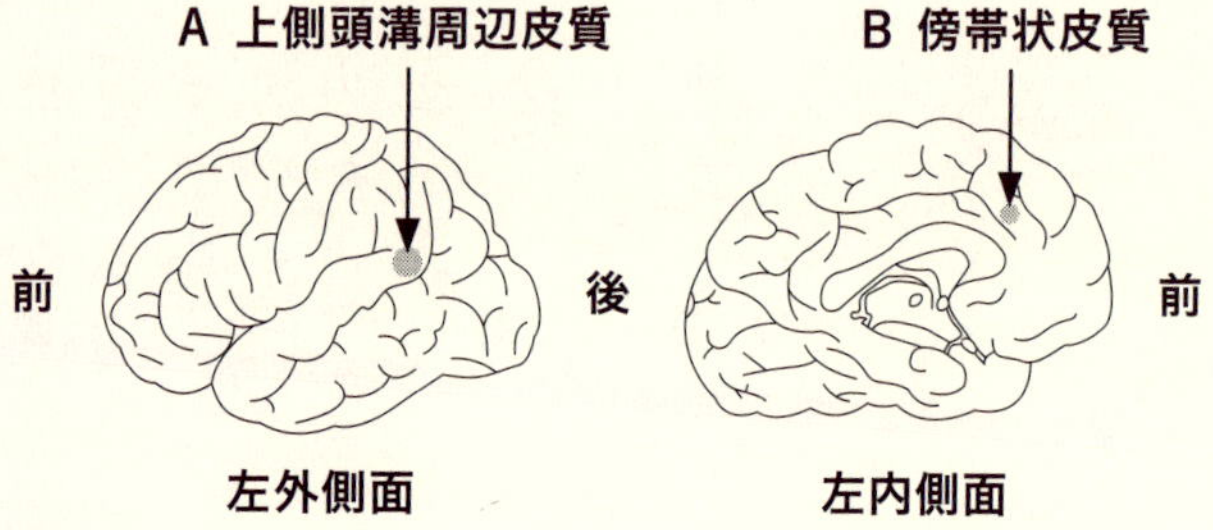

図3-5 駆け引きを行っているときの脳

図の見方は図2-3と同じ。人が人を相手に駆け引きをしているとき(チキンゲームという賭け事をしているとき)には、上側頭溝周辺皮質の後半部(A)と傍帯状皮質(B)の2ヵ所が活動している。これらの部位は、コンピュータなど機械を相手に同じゲームをしても活動しない。(村井俊哉『社会化した脳』P163の図をモデルに作成した模式図)

分も一緒になって感じていることを示していま す。つまり、同情・共感という心理現象を脳の活動面からみると、同情・共感する人とされる人とで、脳の同じ場所が反応しているのです。

同じ共感でも、苦しみや悲しみに同情する場合と、喜びをともにする場合とでは、活動する脳領域は大きく異なると考えられています。それは、私たちの脳が、自分のことを悲しむ領域で他人の悲しみに共感し、自分のことを喜ぶ領域で他人の喜びに共感しているからです。

共感や同情という心の動きが生み出される際には、理性的な判断に関わる脳領域(前頭葉外側面など)はあまり活動せず、直感的・本能的な感性の反応に関わる脳領域がもっぱら活動していることも興味深い事実です。

駆け引きが行われている際の脳活動領域は、傍帯状皮質や上側頭溝周辺皮質などと考えられています（図3－5）。上側頭溝周辺皮質で相手の表情をとらえ、傍帯状皮質で相手の出方を推測し、自分の出方を前頭葉外側の皮質が決めるのでしょうか。

妬みの感情の神経基盤は、前部帯状回や扁桃体などの活動によって発生しています。恐怖感や怒り、劣等感などの感性の発生と共通しているようです。このようにさまざまな心の働きを子細にみてくると、社会脳の分業体制が手に取るようにわかります。

◆同情・共感、駆け引きと認知症

共感する力、同情する力は、認知症を患うとしだいに低下していきます。この場合、最も影響する脳領域は、前部帯状回（前帯状皮質）と推測されます。

アルツハイマー型認知症でも前頭側頭型認知症でも、この部位は侵されやすい領域として知られており、脳SPECTによる観察でもほとんどの例で血流低下を認めます。前部帯状回の機能が低下すると、他人に関心をもたない状態になる可能性があります。目の前にいる人に対しても関心が薄れ、時には無視して通り過ぎてしまいます。

共感や同情は、他人に深い関心を抱くことから始まりますが、認知症の発症によってそもそも周囲への関心が薄れ、病気の進行とともに共感・同情の心理的基盤が消えていきます。脳SPE

CTを使うことで、共感・同情という心の能力の低下の有無をある程度、診断できるようになりました。前部帯状回を含む前頭葉内側面、前部島皮質、側頭葉内側部などに血流低下が認められた場合には、相手の悲しみや苦しみに対する共感・同情はあまり示されなくなっている可能性があります。

前述のとおり、駆け引きとは、相手の出方に応じてこちらの対応を決めて交渉や競い合いを進めていくことです。営業や交渉を行うことを仕事としている人にとっては、相手の顔つきや目つき、表情やしぐさ、服装など、相手のすべてが大切な情報源となります。

認知症になると、目の前にあるその大切な情報が適切に処理できなくなっていきます。丁々発止の交渉はほぼ不可能となり、相手の意向を推し測ることが難しくなります。脳SPECTによる画像診断で、左側頭葉外側面や前頭葉内側面などの血流低下が示された場合には、交渉や営業、相談の能力を含む駆け引き能力が低下していることを覚悟しなければなりません。

◆「わが道を行く」認知症

認知症のタイプの一つに、前頭側頭型認知症があります。この病気を発見した医師の名にちなみ、「ピック病」とも呼ばれています。

前頭側頭型認知症は性格や人柄の変化が目立つ病気で、家族など周囲の人々を悩ませます。病変は前頭葉の前頭前野に現れるため、人への関心、共感・同情、駆け引きなどの能力が初期から失われていきます。第1章でCさんの事例として紹介した「立ち去り行動」などは、ピック病の代表的な症状の一つです。

人を無視する状態が進んでいくと、他人に影響されない生活をするようになります。自分勝手な行動が増え、好きな時刻に好きなことを始めます。それを注意すると不機嫌になります。この特徴をとらえて、前頭側頭型認知症を「わが道を行く」認知症と表現することもあります。この病気の特徴をよくとらえた言い方です。

前頭側頭型認知症には、もう一つ別の特徴があります。「易刺激性」という症状を示すことです。周囲から刺激を受けやすく、その刺激に興奮して、気持ちの高ぶりがエスカレートしていきます。車を運転していて追い越されると、すぐに興奮して追い越しをかけようとします。万一、相手が似た対応をする運転手であったなら、追い抜き合戦が始まってきわめて危険な事態になります。

前頭葉内側面の障害のメカニズムから、前頭側頭型認知症の「人を無視する」症状を的確に説明できる一方で、易刺激性は必ずしも説明できていません。駆け引きの能力が低下しているはずの脳で、なお刺激を受けて反応する力が奇妙に残されているのです。認知症をめぐる謎はまだまだ深く、解明に向けて興味の尽きないふしぎな現象がたくさん横たわっています。

◆「これ、俺の女房じゃない」——顔の認知

人の顔をみると、〈あっ、〇〇さんだ〉とすぐにわかります。みたことのない人は〈知らない人だ〉とわかります。顔の判別は、社会で生きていくうえで最も重要な能力の一つです。

顔がわからなくなる症状を「相貌《そうぼう》失認」と呼びます。失認症状の一つとして位置づけられ、「顔をみても誰の顔かわからず、個人の識別ができなくなる症状」と定義されてきました。社会脳科学は「表情の認知」、すなわち心の理論を基本的なテーマの一つとしていますが、顔の認知はその前提になる機能です。

まぎらわしい話ですが、顔の認知と表情の認知はそれぞれ独立した働きです。相手が誰だかわからなくても、その人の感情や気持ちは読み取ることができます。しかし私たちには、知っている人か知らない人かという判断を前提にした気づきや感情があります。ふだんから怒っているようにみえる顔の人がいます。この人を知らない人の場合には、その顔つきから「怒っている」と判断するはずですが、あらかじめ知っている人ならそうは思いません。そのような意味で、正確な表情の認知のためには、顔の認知が大切なのです。

顔をみると、その視覚情報は後頭葉の視覚野に入り、形（面長か丸顔か）や色、目や鼻、口などの形状、配置の認識が行われます。次に、側頭葉底面にある紡錘状回（図3-6(a)）において

顔の社会的認識が行われます。既存の情報と照らし合わせて、知っている人か知らない人か、知っているなら誰か、名前はわからないがみたことはある、などの判定がなされると考えられています。この紡錘状回という脳領域が、顔の認知における基本的な神経基盤であると考えられます。

相貌失認は、脳のどの場所が障害されると生じるのでしょうか？

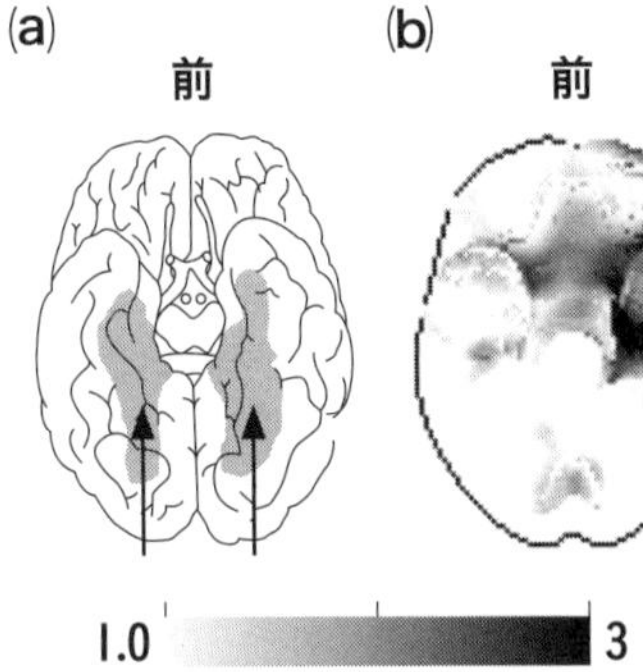

図3-6 顔の認知
(a)脳を下からみたところ。側頭葉の底面に紡錘状回が広がっている（アミかけ部→）。
(b)82歳の男性の脳SPECT画像（脳を下からみた画像）。この男性は一時期、妻を指して「これ、俺の女房じゃない」などと語っていた。左の紡錘状回の部分で血流低下を認める。紡錘状回を含む部位に血流低下（機能低下）がある場合には、「顔の認知」が不確実になっている可能性がある。

教科書的には、後頭・側頭葉の症状となります。相貌失認を示した事例の脳ＳＰＥＣＴを検討すると、主に頭頂葉だけが障害された例も、また主に紡錘状回が障害された例も確認されました。相貌失認は、意外に広い神経基盤をもつものと思われます。

図３－６(b)に、アルツハイマー型認知症で相貌失認を示した

例の脳SPECTを示します。主に左の紡錘状回を含む側頭・後頭葉が侵されていますが、頭頂葉の障害はあまり認めません。永年連れ添った奥さんを指差して、「これ、俺の女房じゃない」などと言ったりします。「では、どなたですか?」と訊くと、「誰だったかな、どっかのオバサンなんだけど」などと答えました。

ドネペジルとメマンチンの併用療法で「俺の女房だ」などと答えてくれるようになり、症状が改善したと判断されました。

③ 注意と注意障害

◆大発見?――黒ユリを見つける

よく晴れた五月下旬の夕方、私は会議のために札幌市役所に向かっていました。予定の時刻より少しだけ早かったので、運動を兼ねて近くを散歩しました。市役所の北側には、有名な札幌農学校時計台があります。

時計台の横を歩いていたときのこと、庭園の一角の雑草の生えた中に黒い花を見つけました。

見つけたというより、花のほうから私の目に飛び込んできたような感じでした。——もしかして黒ユリ？　庭園に入って花をみると、間違いなく黒ユリでした（図３－７）。写真を撮りながら、少し興奮していたことをよく覚えています。

黒ユリはかつて、札幌の街中でよくみられた花で、北海道大学構内にもふつうに咲いていたと聞きます。しかし、私が北大に入った一九六八年には、もう構内には咲いていませんでした。温暖化のためか、平地では北海道の中でも宗谷やオホーツク、根室方面にしか咲いていないと言われています。

もし、札幌市街のど真ん中で原生しているのであれば、ちょっとした発見です！　調べてみると、時計台の庭園の黒ユリは宗谷方面から移植されたもので、原生ではありませんでした。……残念。ちなみに、黒ユリは恋の花です。アイヌの言い伝えでは、相手に気づかれないようにそっと黒ユリを渡すと恋が実ると言います。

さて、私はかねて、いつか黒ユリをみてみたいと思ってはいましたが、見つけたのはまったくの偶然でし

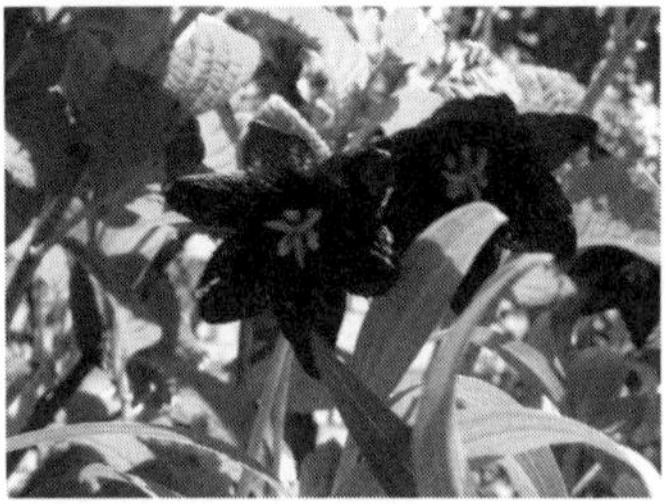

図3-7 黒ユリ
本州では高山植物だが、北海道北部では平地に咲いている。アイヌの民話では恋の花とされている。通常のユリの花より小さく、可憐で美しい花である。

た。黒ユリを発見できたのは、私の脳の注意機能が作動して、通常なら見過ごしてしまう花に注意を向けてくれたおかげです。注意機能の鋭敏さと潜在意識に反応して自然に作動するふしぎさ——注意機能という脳の働きに驚かされる出来事でした。

◆注意と注意障害

日常生活においても、注意とか注意力といった言葉を私たちはしばしば使用します。

——注意散漫だ

——不注意なやつだ

——もっと注意深く行動しましょう

などなど。私の仕事場である病院でも、注意機能は大切です。注意力が低下した「注意障害」という症状は高次脳機能障害の一つですが、注意障害が認められる人は「転倒しやすい患者さん」としてつねに注意を払っています。

社会脳科学の進歩によって、二一世紀に入って注意機能と注意障害のしくみが解明されてきました。最近の研究成果によれば、注意という脳の働きは三つの内容を含んでいます。

第一に、「外部からの刺激に応じて、その方向に注意を向ける」という注意力です。歩いていて大きな音がすれば、音の聞こえてきた方向をみます。何の音だろうかと、音の出る原因を調べようとするでしょう。道路を歩いていて大きな穴に気づいたら、落ちないように気をつけるはずです。そのような、自分を取り巻く周囲からの刺激に応じた受動的な注意機能、これが第一の注意機能です。

第二に、「自らの意思で気持ちを集中して何かをする」という能動的な注意力です。人混みの中から友人を探し出す力、「ウォーリーをさがせ！」というゲームのようにたくさんの人の顔の中から一人の人を探し出す力、よく似た二枚の絵の中から相違点を探し出す力、これが第二の気持ちを集中して物事を行う注意力です。

このタイプの注意の持続時間は、あまり長くありません。前項で述べた黒ユリの発見にしても、見つけようと能動的に注意を持続していたわけではなく、潜在的にみてみたいと思っていた花を偶然見つけたわけです。第一と第二の二種類の注意機能の連合した働きの結果と思われます。

第三は、数時間以上持続して気持ちを集中し、物事を成し遂げるときの主体的な注意力です。強い意志に裏付けられた注意機能であると言えます。画家が絵を完成させる、外科医が手術を遂行する、受験生が入学試験で試験問題を解き続けるなどの際の注意集中力です。今、この本を読んでくださっているみなさんが発揮しているのも、この第三の注意力です。

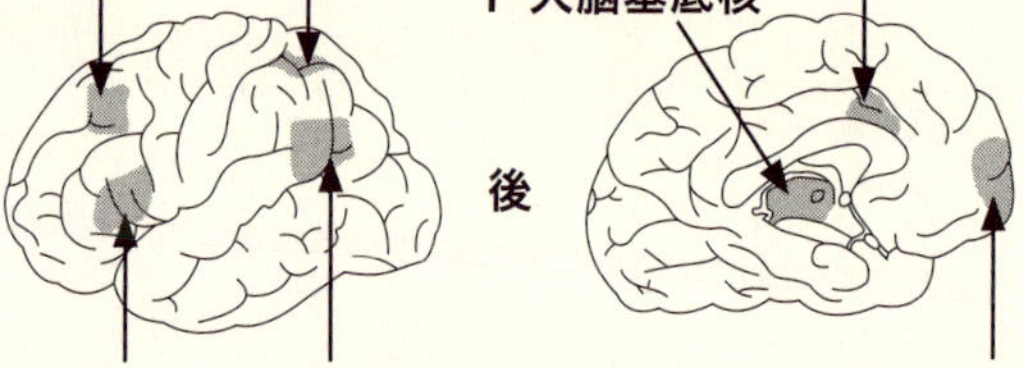

図3-8 注意機能の脳内メカニズム
図の見方は図2-3と同じ。
第一：外的刺激への注意機能は、側頭頭頂接合領域（D）と下前頭回（C）で担われる。
第二：比較的短時間の能動的な注意機能は、頭頂間溝周辺皮質（B）と前頭眼野（A）で担われる。
第三：「物事を成し遂げる」ときのような、長時間にわたる能動的な注意機能は、前部帯状回（E）と大脳基底核（F）、前部前頭前野（G）などによって担われている。（松吉大輔「複数の注意と意識、脳」、苧阪直行編『注意をコントロールする脳』P128およびP145の図をモデルに作成した模式図）

◆注意を担う脳内ネットワーク

以上三種類の注意力それぞれについて、その機能を担う脳の領域が解明されてきました（図3－8）。第一の外的刺激に対する注意機能を働かせるのは、側頭頭頂接合領域と下前頭回を含む前頭葉外側面です。大きな音や強い光などの刺激があった場合にその方向を向くという反応は、側頭頭頂接合領域から前頭葉への神経回路で起きているというわけです。

第二の、比較的短時間の能動的な注意機能は、頭頂間溝周辺皮質と前頭眼野で担われています。第三の「物事を成し遂げる」ときのような長時間にわたる能動的な注意機能は、前部帯状回（前帯状皮質）、大脳基底核、前部前頭前野などによって発揮されていると推測されています。長時間にわたって志向性を保つ場合として、ここでも前部帯状回が出てきました。人間が意志をもって何かを行うとき、前部帯状回が大きな役割を果たしていることがわかります。

注意機能の三つの神経基盤は、いずれも脳の一ヵ所で担われているものではなく、数ヵ所の脳領域をつなぐネットワークによって支えられていることが特徴です。注意障害は、これらの脳領域が侵されたときに発生してきます。

◆認知症と注意障害

注意機能が低下し、生活に必要な注意力を発揮できなくなった状態を「注意障害」と言います。廊下を歩いているときに、何か妨害物が置かれていても気づかずぶつかってしまう、大きな音がしても気がつかない、そんな状態が注意障害です。

前項で、注意機能を担う脳領域の一つとして、頭頂間溝周辺皮質が重要な位置を占めていることを述べました。この部位は、「空間失認」という高次脳機能障害の発生にも関わっています。注意障害と他の高次脳機能障害はしばしば合併して発症するため、両者を分離してとらえることは厳密には難しい場合もあります。

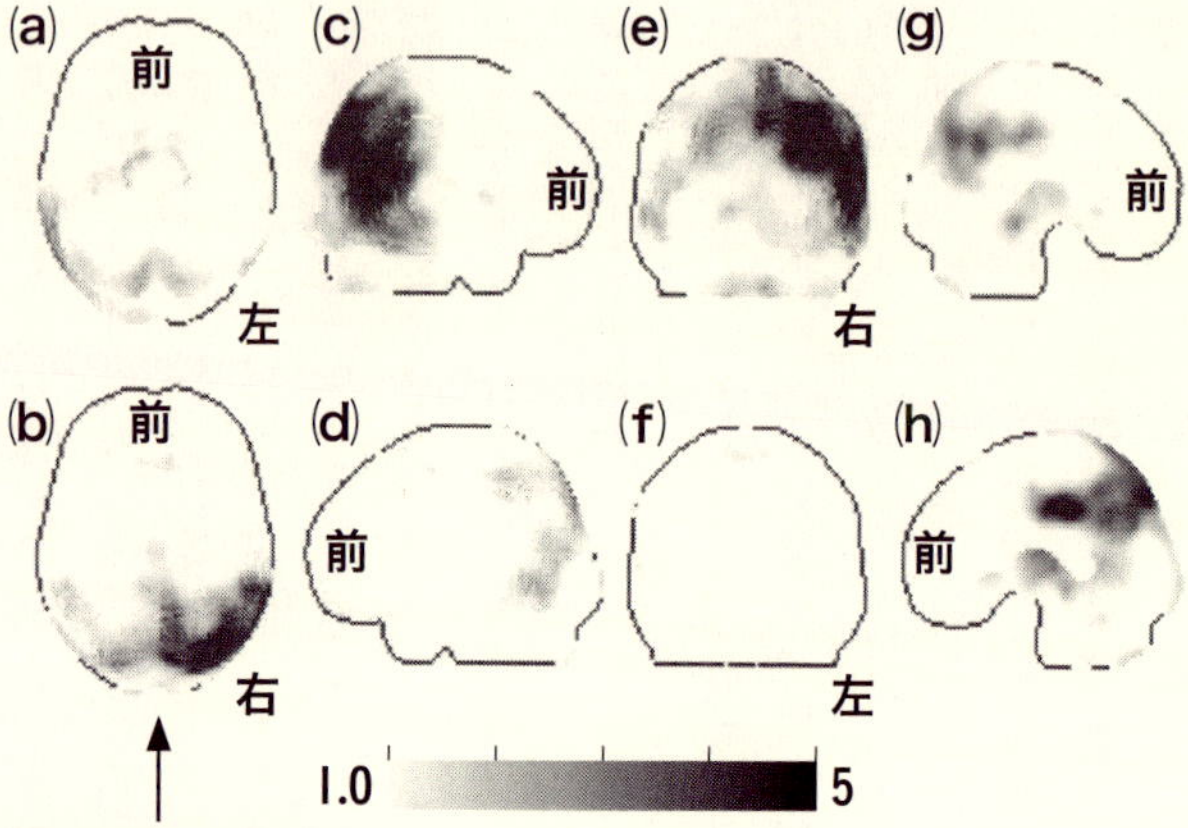

図3-9 注意機能の低下した事例の脳SPECT

図の見方は図1-8に同じ。アルツハイマー型認知症の症例である。両方の頭頂葉に広範囲に血流低下(機能低下)が認められる(→)。3種類の注意機能はすべて低下している。

あるとき、ベッドの脇でお年寄りが転倒しました。その人は、「カーテンを壁と間違えてしまった」と言います。意外に思われるかもしれませんが、カーテンと壁を間違えることは、実はよくあることです。現在では、ベッドの周囲にはカーテンを含め物を置かないようになりましたが、少し前までの病室は一部屋に多人数が同居していたために、どうしても仕切りのカーテンが必要でした。

カーテンと壁を間違えることを注意障害としてとらえることもできますが、脳卒中後遺症などのために半盲(視界の半分がみえていない)や半側空間失認(視界の半分の世界が歪んでよく理解できない)という症状で説明できる場合もあります。

注意力は、あらゆるタイプの認知症の患者さんで低下します。現代の病院では転倒・転落の危険性の高い患者さんが増加していますが、その原因の大半は認知症です。注意障害をもつ代表的な患者さんが、認知症の患者さんということになります。

あらゆるタイプの認知症で初期から注意障害が現れる理由は、注意障害の発生に関わる脳領域が広い範囲に及んでいるからです。アルツハイマー型認知症では頭頂葉、前頭側頭型認知症では前頭葉内側面、レビー小体型認知症では後頭葉や側頭後頭接合領域、血管性認知症では大脳基底核や前頭葉などが各認知症の病変が起きやすい脳の領域です。いずれも、注意障害の発生と関わっている部位であることに気づきます。

図３－９に、典型的なアルツハイマー型認知症の脳ＳＰＥＣＴ像を示しますが、脳血流が低下している部位が注意機能の神経基盤のほとんどをカバーしていることに注目してください。

④ 笑いと幸福感と依存症

◆ユーモアの理解と笑い

世の中には、こぼれるような笑顔を見せてくれる人がいる一方で、ほとんど笑わない人がいます。「笑わん殿下」などという言葉もあるくらいです。

認知症になると、笑わない人が増えていきます。家族も介護にあたる人たちも、懸命に笑わせようと努力するのですが、なかなか笑ってくれません。健康な人であれば、笑う／笑わないは個性の範囲内ですが、病気で笑いを失っているのは気がかりです。「笑いを取り戻す」治療が可能であれば、ぜひ試みてみたいと考えています。

この笑いも、社会脳科学における興味深いテーマの一つです。従来は研究の難しい分野とされてきましたが、最近になって徐々に解明が進んできました。

人が笑うためには、まずユーモアを理解することが必要です。通常の笑い（楽しい笑い）は、ユーモアの理解があって初めて発生します。

他方、ユーモアの理解を必要としない笑いも存在します。「社会的な笑い」と呼ばれるもので、〝作り笑い〟や〝自虐的な笑い〟などがこれにあたります。

——上司が笑うのでそれに合わせて笑う作り笑い。チャンスに三球三振でアウトになり、ベンチに戻るバッターが浮かべる自虐的笑い。現代社会においては、このような社会的な笑いを余儀なくされる機会のほうが目立つかもしれません。

ユーモアの理解は、脳内のどのような機構によって行われているのでしょうか？　岩瀬真生講師（大阪大学大学院医学系研究科精神医学教室）らの研究によれば、主に両方の側頭後頭接合領域や前頭葉内側面（内側前頭前野）、眼窩前頭前皮質などのネットワークによって、ユーモアが理解されていると報告されています。

前

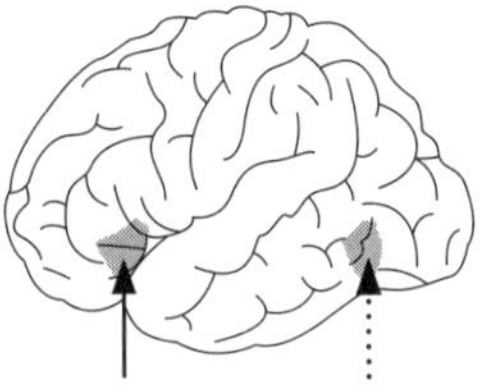

図3-10 ユーモアを理解する脳
左大脳の外側面を示す模式図。ユーモアの理解を行っている脳領域は、下前頭回（実線→）、側頭後頭接合領域（点線→）などである。（Azim, E. et al.: PNAS., 2005から引用、模式図化）

機能的ＭＲＩを用いた研究では、ユーモアの理解は側頭後頭接合領域や下前頭回などで行われていると考えられています（図３-10）。研究手法の違いによって若干の差はありますが、これまでの研究では側頭後頭接合領域と前頭葉が共通の領域として指摘されています。

さらなる研究の進展を期待しますが、認知症では優位側の後頭葉や側頭葉、前頭葉などの脳領域が侵され

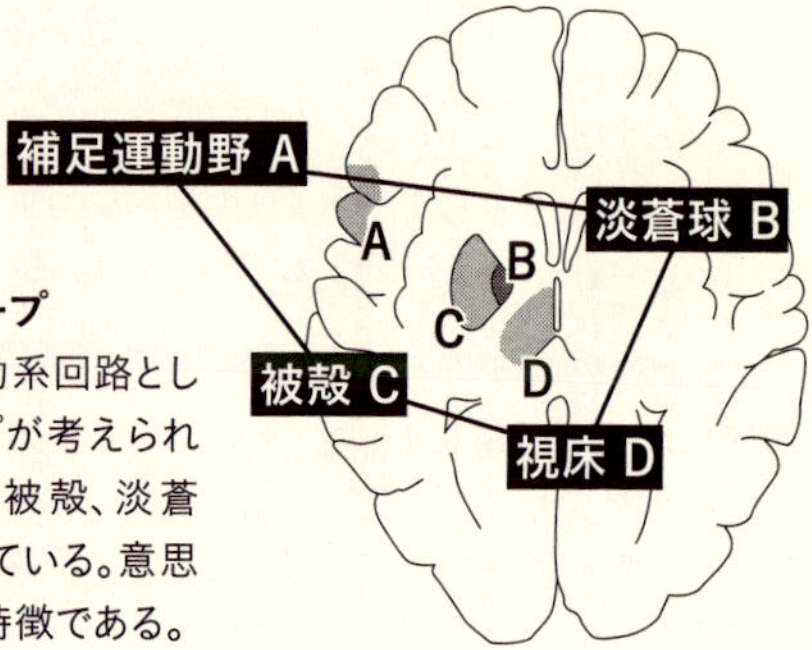

図3-11 前頭葉基底ループ
笑い動作を起こす運動系回路として、前頭葉基底ループが考えられている。補足運動野、被殻、淡蒼球、視床から成り立っている。意思と関わりのないことが特徴である。

ることが少なくありません。その結果としてユーモアの理解に支障が出て、楽しい笑いが起きなくなると考えられます（先述のとおり、優位側とは言語を理解する言語中枢のある側を指しており、通常は左側です）。

「笑う」という動作そのものを起こす働きは、ユーモアの理解とはまったく異なる脳の部位で行われています。岩瀬講師らの論文によれば、「前頭葉基底ループ」と呼ばれる脳機構によって笑いの命令が発せられています。

前頭葉基底ループとは、補足運動野や被殻、視床や淡蒼球《たんそうきゅう》などを含む運動と表情形成のネットワークです（図3－11）。自らの意思で運動を行う運動野（随意運動中枢がある）が含まれていないことが特徴です。つまり楽しい笑いとは、意思で笑うのではなく、自然に笑ってしまうものなのです。これに対し、作り笑いの際には運動野が反応しており、自らの意思で「笑おう」「笑うしかない」などと考えて笑っています。

脳SPECTで働きの低下している脳領域を診断すること

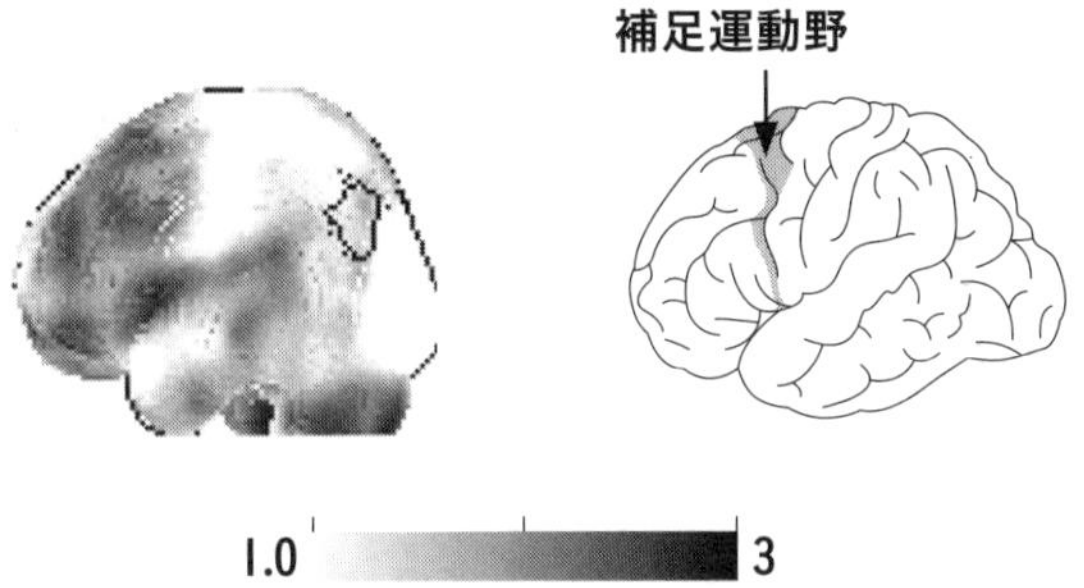

図3-12 Bさんの左大脳半球の脳SPECT
前頭葉、側頭葉に広範囲な血流低下を認め、補足運動野の機能低下が推測される。

で、ユーモアの理解や楽しい笑いの能力が残っているかどうかを、ある程度把握できます。笑いを忘れてしまったかのような患者さん（第1章のBさん）の脳SPECT（図３－12）は、左の脳の広範囲な障害を示しています。

脳SPECTなどによる検査の結果、ユーモアの理解や笑いの能力が残存していると推測される患者さんに対しては、大いに笑いのコミュニケーションをとってみましょう。笑いは、不眠症の改善や免疫力の強化、疼痛《とうつう》の緩和などの効果が期待されており、精力的に研究されています。認知症に対する明白な効果が確認されているわけではありませんが、何らかのよい影響が期待できると考えています。

◆幸福か不幸か——認知症の人が感じる幸福感

認知症の人は、自分自身を「不幸な人」と考えているのでしょうか？　あるいは「幸福な人」と思っているのでしょうか？

そのような自省的な問いかけを考えたり感じたりしなくなるのが、認知症という病気の特徴であることは事実です。しかし、認知症の人をみていると、いつもニコニコしている人もいれば、ほとんど笑わずに過ごしている人もいます。また、不幸な人生を送ってきたことを悔いるような言動を繰り返す人もいます。

自分は幸福か、あるいは不幸か、という問題は、実はかなり主観的なものです。お金持ちでよい暮らしをしており、幸福そうにみえる人でも〈自分は不幸だ〉と嘆いている人がいます。他方、貧しく厳しい生活をしている人であっても、自分を幸せだと思っている人もたくさんいます。

自分について喜びの感情をもっているときの脳の状態を機能的ＭＲＩによって観察すると、線条体内側部、前頭葉弁蓋部《べんがいぶ》皮質、前部帯状回（前帯状皮質）などが活動しているという研究結果が出ています。喜びと幸福感とは違いますが、この研究では美味しいものやお金をもらったという場面での感情を、喜びの感情として測定しています。

精神的なものによる喜びは、線条体などに強く表れるという指摘もあります。幸福感という感覚の所在地が線条体や前部帯状回であるとする考え方は、有力な仮説であると思われます。こうした脳領域が保存されながら認知症が進行していく場合には、幸福感が続くのかもしれません。

◆依存症と認知症

「依存症」とは、その刺激がなくなるとイライラしたり不愉快になったりして自制することが難しくなり、生活に支障を来すような状態にいたる精神疾患です。依存症を引き起こす要因は多岐にわたりますが、ここでは酒（アルコール類）とタバコを取り上げます。

タバコの依存症は、ニコチン依存症です。一定期間タバコを吸っていると、止められなくなります。ニコチンは脳内に作用しやすい性質をもち、線条体や側坐核（66ページ図２－６参照）などでドパミン分泌を引き起こして快感を感じさせる作用をもちます。

しかし、やがてニコチンがないとドパミンが分泌されない状態が生まれ、身体や精神に快適な感覚が得られなくなります。ニコチンが欠乏すると、イライラ感や易怒性、苛立ち、動悸、不眠などの離脱症状が生じてきます。

アルコール依存症も似たようなメカニズムで発生します。依存症のしくみには、脳内の「快感を感じる神経回路」、すなわち線条体や側坐核などが関わっていると推測されます。

認知症が発症する以前から依存症がある場合には、どのように対応したらいいでしょうか？

認知症では、タバコに対して執拗なこだわりを示す人は意外に少数で、タバコなしで療養を継続できるケースが少なくありません。デイサービスなどは通常禁煙ですから、家族の側は「うちのおじいさんはタバコが吸えなければダメだろう」などと最初から諦めてしまうことがありますが、本当に禁煙のデイサービスで過ごすことができないのかどうか、練習（お試し）をしてみることが大切です。

タバコを強く要求する場合でも、精神安定剤などの使用でタバコを求めなくなっていく場合があります。もちろん、認知症の発症後にも頑固なニコチン依存症が継続する場合はあります。施設などでは毎日数本を介護職の管理下で喫煙させている場合がありますが、現状では致し方のない措置と言えるでしょう。

一方、アルコール依存症の場合には、深刻な事例が少なくありません。認知症とアルコール依存症が合併し、飲酒への渇望が強い人への対応や禁酒指導は、きわめて困難です。強制的にやめさせると、暴力的な行動に出て飲酒を要求する人もいます。精神安定剤の内服程度で収まる人は在宅や施設での対応が可能ですが、そうした範囲を超えている人はアルコール依存症医療を行う専門病院（精神科病院）への入院が必要になります。

稀ではありますが、酒やタバコに依存的だった人が、認知症になったことで要求しなくなる事例を経験することがあります。また、喫煙・飲酒への渇望が、認知症の重度化とともに軽減していくことがあります。あくまで推測ですが、依存症のしくみが保持されている脳領域（線条体や側坐核など）が、認知症によって損傷を受けた結果かもしれません。認知症の進行とともに依存症の病態が消えていくのかどうか、事例を重ねて研究してみたいと思っています。

⑤ 怒りと暴力の脳科学

◆介護者を苦しめる暴力

第1章で紹介したBさんを診療していた頃、私は地元で発行されている週刊『介護新聞』（北海道医療新聞社発行）に認知症の人の易怒性と暴力的行動に関する解説記事を書いていました。『介護新聞』は一般市民が読む新聞ではなく、介護事業関係者の読む情報紙（業界紙）です。

ところが、記事が出ると、私の外来にはその問題で悩む家族と介護関係の人たちが続々と相談に来られました。遠方からの電話による相談もありました。ほとんどの事例で夫の易怒性が問題となり、病的な怒りと暴力的行動は妻に向けられていました。同居が困難になり、区役所や地域包括支援センターに相談して緊急の分離措置（妻が子供の家へ避難する、患者本人をショートステイへ入れる、入院対応するなど）をしている人たちばかりでした。

おびえる妻、困りきったケアマネジャーをよそに、診察した〝暴力夫〟は予想外の反応を示しました。

「すまないことをした、妻に謝りたい」と、涙ながらに語るのです。他にも、「もう二度としない。妻には家に帰ってきてほしい。約束します」「捜し物のことをいろいろ言われると、どうにも我慢できないんです」と暴力行動を認める夫がいる一方、中には、「俺は何も悪いことはしてないよ。暴力なんてふるってない」などと平然と語る患者さんもいました。

易怒性、攻撃性、暴力行動……。

そして、懺悔と反省……。

認知症の在宅介護において、怒りと暴力の問題がきわめて大きな障害になっていることを改めて思い知らされる体験でした。同時に、近年研究が進んでいる「社会脳」の視点を採り入れて解説した記事が、大きな注目を集めたことが印象的でした。

第1章のBさんの事例で説明したように、感情を理性的に抑制する前頭葉基底部（腹内側前頭前皮質や眼窩前頭前皮質）が機能しなくなることで、認知症の患者さんは怒りを爆発させるようになります。易怒性や暴力性を「その人の性格に由来するもの」と解釈してしまうと、治療上も介護上も大きく立ちはだかる〝壁〟を、自らつくり出してしまうことになりかねません。社会脳研究が明らかにした脳のメカニズムとして、客観的に易怒性や攻撃性を理解し、治療につなげていくことの意義を強調しておきたいと思います。

◆「我慢する力」は脳のどこに宿るのか？

ちょっとしたことで怒り出すBさんとは、別のタイプの易怒性をみてみましょう。正義感に燃えて不正義に激怒し、状況を無視して相手を糾弾しては反省を迫るという行動パターンがあります。その過程では、自分に被害が及ぶこともいとわずに行動に走ります。

こんな例がありました。散歩中にタバコをポイ捨てした若者に激しく怒り、詰め寄って非難したDさんは、殴り合いになる寸前に交番へ連れて行かれました。本当に殴り合っていたら、ボコボコにされていたことでしょう。

高いビルからの転落で前頭葉の脳挫傷（図3-13）を起こしているDさんは、周囲の人の行動にいつもイライラしています。特に、理不尽なことを目撃すると我慢できません。当事者が目の前にいる場合には、怒りをダイレクトにぶつけてしまいます。

こうした症状は、なぜ発生するのでしょうか？　人間の社会には、不公平で理不尽なことがけっこう溢《あふ》れています。理不尽なことに直面しても、抗議すべきときもあれば我慢すべきときもあるでしょう。すべてに激しい怒りをぶつけていたのでは、社会生活は成り立ちません。人は「我慢する力」があって初めて、社会生活上の適正な行動がとれるのです。

〝我慢する力〟は、脳の中のどこにあるのでしょうか？　村井教授らの研究では、前頭葉基底部

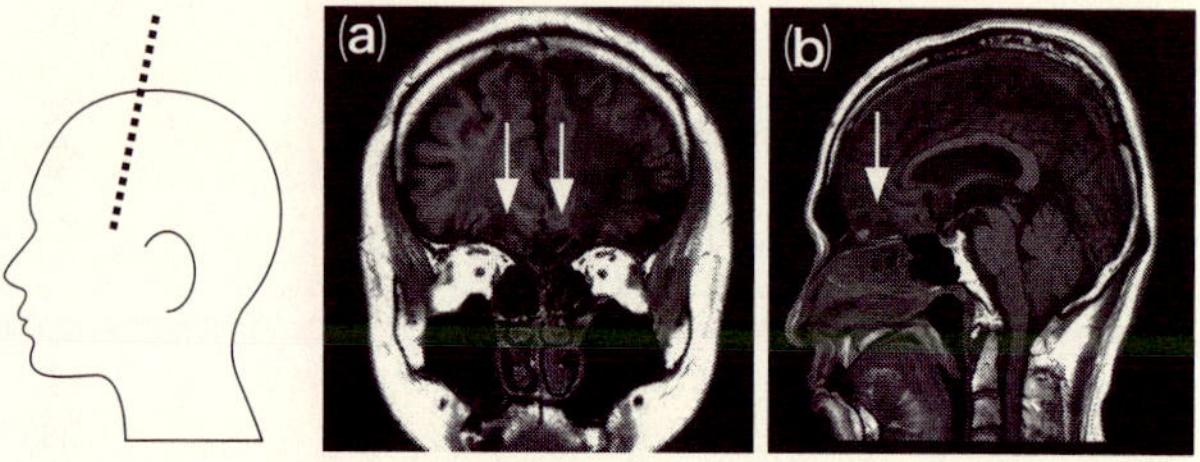

図3-13 前頭葉基底部の脳挫傷を示すMRI

(a)顔面に平行にスライスしたDさんのMRI画像。両方の前頭葉基底部が脳挫傷（MRIで黒くなっている部分、→で表示）で損傷されている。
(b)左前頭葉の内側面をみた画像。脳挫傷によって前頭葉基底部（→）が黒くなっている。

に存在すると考えられています。前頭葉基底部が損傷されると、物事を我慢する力が失われ、感情と欲望のままに行動してしまうと言われています。

この部分はまた、「意思決定を柔軟に切り替える」力もあわせもっていると考えられています。あるときは状況をみて我慢する、また別のときには断固行動するなど、意思決定の内容を柔軟に変えられることは生きるうえで重要です。

この領域が侵されやすい病気の代表例は、外傷性認知症（交通事故や転倒事故などによる脳挫傷後遺症）や前頭側頭型認知症、アルコール性認知症などです。Dさんの脳SPECT像（図3－14）は、両側前頭葉基底部に脳挫傷の跡を認めています。24ページで示したBさんの脳SPECTで認めた血流低下部とほぼ一致しています。これらの疾患の多くは、「我慢する力」「意思決定を柔軟に変える力」が低下します。

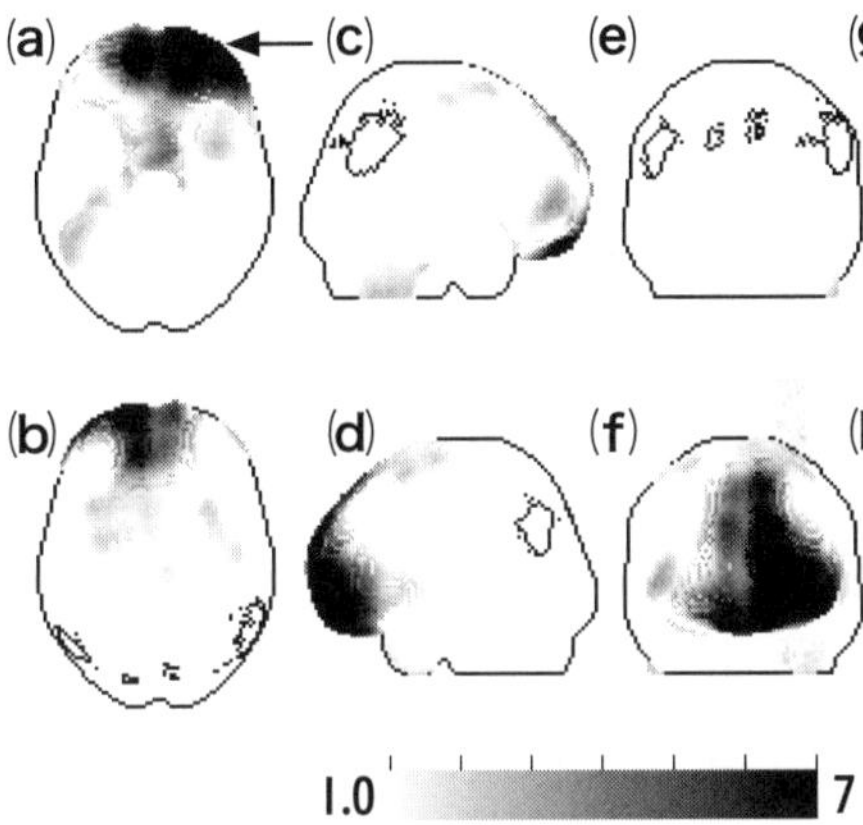

図3-14 前頭葉基底部脳挫傷の脳SPECT
図の見方は図1-8と同じ。Dさんの脳SPECT像である。前頭葉がその基底部（実線→）、内側面（点線→）を中心に強く障害されている。

ところで、易怒性を示す人がみな、前頭葉基底部の機能低下を示すかというと、必ずしもそうではありません。私が診療している患者さんで易怒性を認めた人の半分近くには、前頭葉基底部の機能低下を認めませんでした。前頭葉基底部が正常であっても易怒性を示す例があるのですから、易怒性のすべての要因を前頭葉基底部の機能低下に押しつけることはできません。

前頭葉基底部は、気持ちを抑える働きの一部分のみを担っているものと推測されます。脳内にはまだ、未知のタイプの抑制のしくみが隠れているものと思われ、易怒性の全体像の解明にはさらなる研究が必要です。

◆怒りと暴力の起源

不快な刺激を与えられると、誰でも徐々に怒りの気持ちが起きてきます。そのときの脳内でのようすが、ビルバウマー教授（トレント大学認知神経科学研究センター）らの研究によって明らかになってきました。

図3－15(a)に示すように、不快な刺激にさらされたときの脳では、前頭葉内側面、両側島皮質、両側扁桃体、視床下部などで興奮が認められました。さらに、怒りの感情は扁桃体に集中するように移行していきますが、不快感への反応に「怒りの感情の起源」が認められます。怒りが燃え上がり、それを抑制しようとする理性的な力を上回ると、暴力的な行動にいたります。怒りが爆発するかたちで、暴力が発生するというわけです。

しかし、怒りとは無関係に発生する暴力もあります。

ビルバウマー教授らの研究では、不快刺激を受けてもまったく脳が反応しない人々がいることが明らかになりました（図3－15(b)）。「反社会的パーソナリティ障害」を患う人たちです。感情は凍りついて喜怒哀楽がなく、反省や後悔といった精神活動があまり認められない人々とされており、犯罪を繰り返す傾向があることも指摘されています。

このタイプの人においては、暴力の発生は怒りの爆発というかたちをとりません。暴力をふる

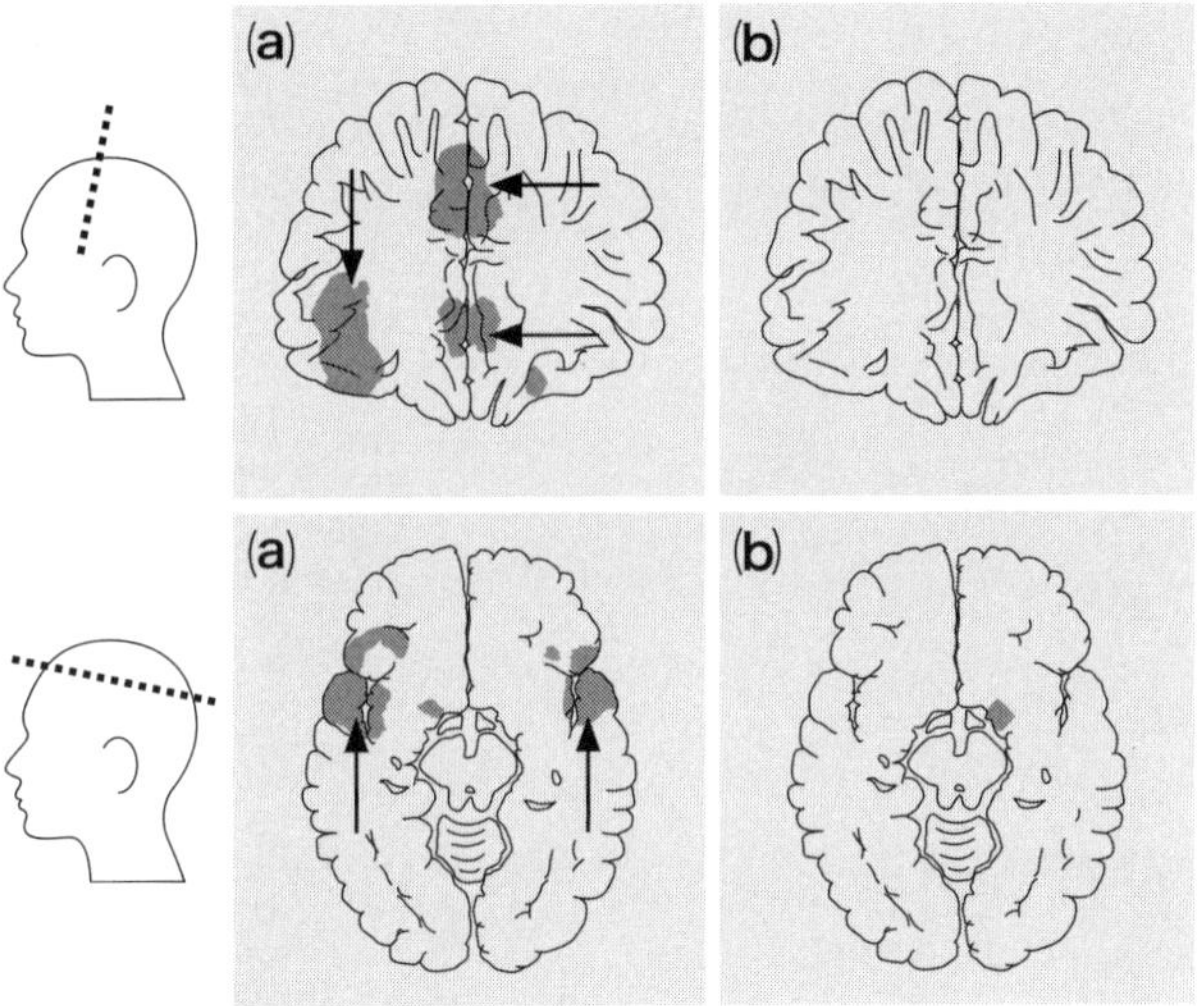

図3-15 不快刺激に対する脳の反応

それぞれ点線に沿ってスライスした模式図。
(a)健常者の反応。前頭葉内側面、島皮質、視床下部などが強く反応(→で示したアミかけ部分)している。
(b)反社会的パーソナリティ障害の人の脳の反応。不快な刺激に対してほぼ無反応で、感情が凍結してしまったような状態になっている。このような反応を示す人では、怒りは通常の形では生じていない。
(Birbaumer, N. et al.: Arch. Gen. Psychiatry. 2005から引用、模式図化)

うことが、「快感を得る行動」となっている可能性が推測されます。快感を得るために暴力をふるうなど、決してあってはならないことですが、そうした精神状態や脳の状態がありうることを最近の研究は示唆しています。

認知症の人における暴力は前者、すなわち怒りの理性的な抑制が不足したために起きるものと考えられます。

治療としては、興奮の強い時期にはメマンチンや向精神薬の服用が必要です。気持ちを整理し、反省する能力が残存していることも多いので、薬を内服しながらゆっくりと反省する機会をつくっていくことが必要です。

再発防止には、周囲の対応の仕方も大切です。気持ちを荒立てない工夫が求められます。

第4章

社会脳の視点から認知症をとらえ直す
――②より高次な社会脳機能

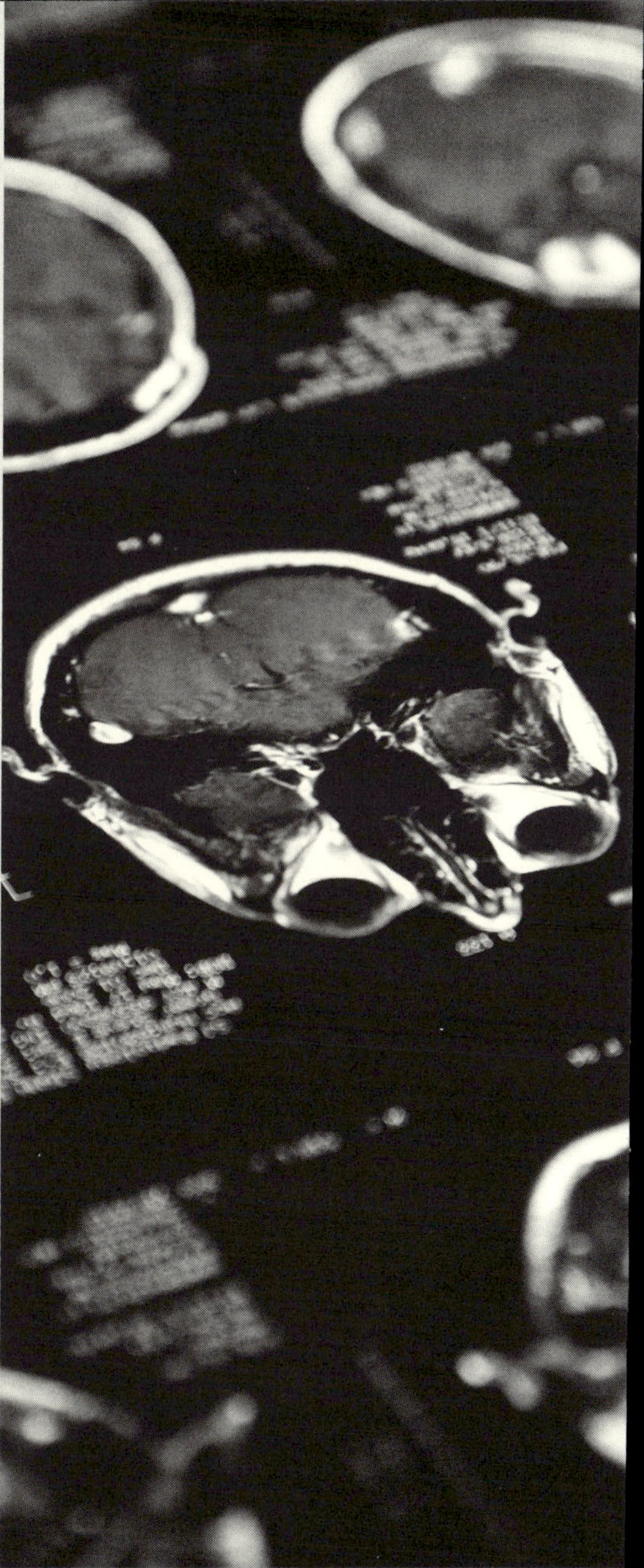

社会脳の働きには、人の心や感情を理解する「社会的認知」という働きを基本としながら、より高次な働きも含まれています。比喩や皮肉、プライドやジレンマ・苦悩、自己の認識や人物評価といった働きです。これら各分野においても、研究は進んでいます。

本章では、認知症の症状を、より高次な社会脳の働きからとらえ直すことにしましょう。

①　比喩・たとえ話の理解と認知症、ウソと認知症

◆「容疑者を泳がせる」？

私たちが行う会話の中には、しばしば比喩やたとえ話、諺《ことわざ》などが登場します。

——ほっぺたが落ちるほど美味しい

——容疑者を泳がせて、ようすをみる

——人を見たら泥棒と思え

——猿も木から落ちる

言うまでもないことですが、「ほっぺたが落ちるほど」は、ひどく美味しいものを食べたとき

の表現で、実際に頬がはがれ落ちるわけではありません。「容疑者を泳がせる」にしても、怪しい人物を実際にプールに連れて行って水泳させることではなく、容疑者を捕まえずにふつうに行動させることで、犯行グループ全体を把握しようなどという意味です。

猿のように木登りの上手な動物でも木から落ちることがあるように、熟練者でも失敗することはあるという意味をもつ「猿も木から落ちる」という諺を、実際に「猿が木の枝から落下した」という意味に理解していたのでは、とうてい話は通じません。

比喩や諺の理解は、言葉を用いた高度な認知能力です。脳内においては、どこでその理解がなされているのでしょうか？

図４－１に示すように、側頭後頭接合領域と下前頭回のネットワークによって、比喩の理解がなされていると考えられています。注目すべきは、脳の活動からみると、比喩の理解とユーモアの理解とがよく似ていることです（113ページ図３－10と図４－１を比較してみてください）。

実際のコミュニケーションでも、比喩とユーモアが重なることは多くあります。一つの言葉に二

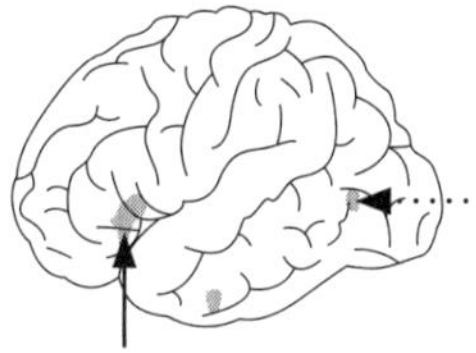

図4-1 比喩を理解する脳

左大脳の外側面。比喩の理解を行う脳領域を示している。下前頭回（実線→）、側頭後頭接合領域（点線→）が主な領域であり、ユーモア理解の脳領域（図3-10）とほぼ共通していることがわかる。（Rapp, A. M. et al.: Cogn. Brain Res., 2004から引用、模式図化）

つの意味を掛ける〝ダジャレ〟などは、比喩とユーモアをダブらせた言葉の遊びです。諺にも、ユーモアあふれるものが少なくありません。

比喩の理解と似た働きをもつものに、皮肉やダジャレの理解などがあります。皮肉とは、実際とは逆のことを言ってたしなめたり、遠回しに辛辣なことを言って非難することです。騒音をたてて周囲に迷惑をかけている人に「いつもお静かでありがとう」、大幅な遅刻をした人に「時間に正確ですね」などと言うのが皮肉です。

先ほども登場したダジャレは、同じ音声の言葉に二つ以上の意味があることを利用した遊びで、「私はアイスを愛す」などがその例です。皮肉やダジャレの理解は、脳内では比喩の理解に近いしくみで動いていると推測されています。

◆認知症と比喩・皮肉の理解

認知症では、早期から比喩や皮肉の理解力が低下してきます。

比喩や皮肉をどの程度、理解できるかを用いて、認知症の病態を研究する試みがあります。「容疑者を泳がせる」の意味や、騒々しく騒ぐ子供の親に対して「静かなお子さんですね」と表現する意味を答えてもらうなど、五つの比喩、五つの皮肉を解釈する問題を出します。

比喩の理解は軽度認知障害レベルの人から低下し始めますが、皮肉の理解はそれ以前の健康な高齢者でも低下し始めるという実験結果が得られています。比喩よりも皮肉のほうが、高度な理解力が必要であると推測されます（Maki et al., 2012 より）。

軽度の認知症では、言葉の額面どおりに理解してしまう傾向があり、医療・介護分野におけるコミュニケーションでは、比喩や皮肉を使用しないことが大切と言われています。介護にあたられているご家族も、使わないほうがよいでしょう。

比喩や皮肉、ユーモアの理解は、アルツハイマー型認知症でも前頭側頭葉変性症でも侵されます。

——よく知られている諺の解釈が食い違う
——たとえ話が通じなくなった
——ダジャレや落語のオチがわからなくなった
——ユーモアの理解の仕方が気になった

高齢の家族などと会話をしていて、これらのことが気になる場合には、認知症の他の症状もチェックして、早期発見に努めることも有用でしょう。

◆「ウソをつく」ときに活動する脳

「ウソをつく」ことは、人間の社会的な営みの一つです。一般には、ウソをつくことは悪いことですが、たとえば大切な人を「守る」ためにウソをつくことがあります。争いを回避するために、あえてウソをつくこともあるでしょう。人生で一度もウソをつかない人がいるでしょうか？「人をだますためにつくウソ」と、「人を救うためにつくウソ」とでは、心の動きは大きく異なります。このため、ウソの研究は難しいと言われてきましたが、最近は少しずつ進歩しています。ウソをつくときの脳活動がさまざまな方法で記録され、ウソをつくために活動する脳領域が解明されてきました。

阿部修士特定准教授（京都大学こころの未来研究センター）らの研究によれば、ウソをついているときの脳では、図4－2に示すような部位が興奮・活動しています。すなわち、背外側前頭前皮質、腹外側前頭前皮質、前部帯状回、腹内側前頭前皮質（前頭葉基底部に含まれる）、背内側前頭前皮質、扁桃体です。

興味深いことに、ウソのつき方や目的によって、それぞれ活動部位が異なります。ウソには、知っているのに「知らない」とウソをつく場合と、知らないのに「知っている」とウソをつく場合があります。前者では、前部帯状回が活動することが知られています。知らないふりをしてウソをつく行為は、何らかの心理的葛藤を伴っていると考えられています。また、背外側前頭前皮質は、何らかの目的をもった「意図的なウソ」をつく際に活動するという研究も注目されます。

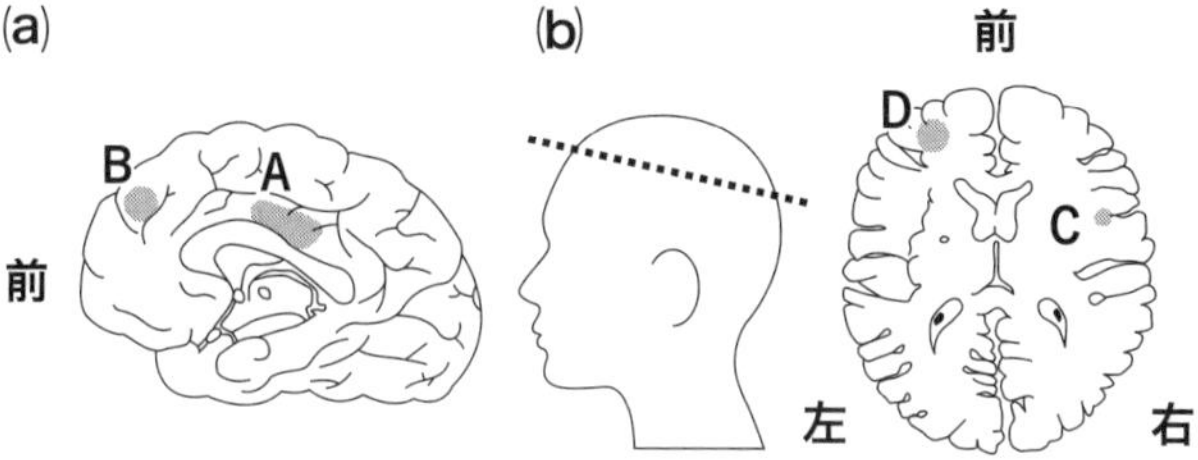

図4-2 **ウソをつく脳**
(a)脳の右内側面をみている。(b)顔面に垂直にスライスした断層模式図。ウソをついているときには、右前部帯状回（A）、右背内側前頭前皮質（B）、右腹外側前頭前皮質（C）、左背外側前頭前皮質（D）が活動している。（Abe, N. et al.: Cereb. Cortex 16(2), 192-199, 2006から引用、一部改変し模式図化）

パーキンソン病という神経難病があります。筋肉が硬化して動きにくくなり、手指のふるえ（振戦）が生じる病気です。この病気では、性格が真面目で正直になることが指摘されています。つまり、パーキンソン病を患う人はウソをつかないというのですが、阿部特定准教授らはパーキンソン病患者をＰＥＴで検討した結果、前頭前野、特に背外側前頭前皮質の働きが低下していると報告しています。パーキンソン病の人がウソをつかないのは、前頭前野の働きが低下しているためと考えられます。

◆ウソ的な言動と認知症

認知症では、意図的なウソをつくことはあまりないと思われますが、さまざまな「ウソ的な言動」が知られています。たとえば、アルツハイマー型認知症における「取り繕い反応」です。

アルツハイマー病の人はしばしば、「自分が正常に生活できていること」を強調します。生活上の失敗があってもそれを認めず、隠したり他人のせいにしたりしながら、自分が元気であること、健常であることを周囲に強調します。

「ない、ない」と騒いでいた財布が自分のバッグの中から見つかっても、「誰かが入れたんだ」と強弁します。失禁しても自分が原因とは認めず、鍋を焦がしても堂々と他人のせいにします。「取り繕い反応」はウソとは異なりますが、初期の頃にはウソに近い言動となることがあります。この、他人のせいにするという心理的機転はやがて、「物盗られ妄想」の要因となっていきます。

作話は文字どおり〝つくりばなし〟ですが、必ずでたらめな内容を伴います。たとえば、「どこへ行っていたか」という説明をする際に、まったくでたらめな内容を平然と語ります。以前に私が受け持っていた入院患者さんの実話を紹介しましょう。

ある日、「仕事に行って来る」と言って自室を出て行きました。病院内を歩き回って帰ってきたその人に、私が「仕事はどうでした?」と訊くと、「まあまあだった」と答えます。「お仕事、大工さんでしたよね」と訊ねると、「そうだよ」と言います（実際に、元大工さんでした）。「何をつくっているんですか? アパートですか? 一軒家ですか?」と問うと、「一軒家さ」と答えます。「屋根はできましたか?」と訊けば「屋根なんかもうとっくにできてるさ。もうすぐ完成だよ」などと言います。

まったくの根も葉もないウソではないのですが、〝ウソのような話〟がどんどん拡大していきます。こちらから「アパートですか、一軒家ですか」「屋根はできましたか」などと具体的なことを訊かなければ話が拡大することはありませんが、堂々とウソで固められた話を語る姿には驚かされました。

このような作話や取り繕い反応を堂々と見せるのは、アルツハイマー型認知症やアルコール性認知症などの特徴と思われます。おそらく、認知症を患っていても前頭葉の働きが保たれている場合には、作話や取り繕い反応が生じるのでしょう。逆に、前頭葉が侵される前頭側頭型認知症では、これらの反応はあまり出てきません。

アルツハイマー型認知症でも、症状が進行して前頭葉に病態が及ぶと、ウソ的言動はできなくなると推測されます。ウソや作話が語られたときには、前頭葉のウソに関わる脳領域（外側および内側前頭前皮質、前部帯状回、前頭葉基底部など）の働きが保全されていると考えることができます。

②「拒否症状」をどう考えるか

◆プライド意識と認知症

「プライド意識」とは、誇りや自尊心をもつことです。生きていくうえで大切な要素ではありますが、過剰なプライド意識が空回りするのは不幸なことで、周囲の人たちを辟易《へきえき》させてしまいます。チームの業績を個人の業績として自慢したり、大したことでもないのに凄いことをしたかのように吹聴《ふいちょう》したり……。プライドは、心の中で一人静かに楽しむのがいいでしょう。

プライド意識を感じているときの脳の活動を、機能的MRIを用いて調べた研究があります。プライドを感じる場面として、最高学府を卒業した、数学で満点を取ったなどの場面を用いています。そのような場面における脳は、右側頭葉・上側頭溝後半部や左側頭葉先端部が興奮しています（図4-3）。プライドを感じる脳領域は、心の理論や社会的認知に関わる脳領域とほぼ一致しており、歓喜や興奮の脳領域とは関係が薄いことがわかります。

認知症の人では、プライド意識はどうなっているのでしょうか？ 図4-3に示した「プライド意識の座」（両方の側頭葉）は、アルツハイマー型認知症やレビー小体型認知症では早期には

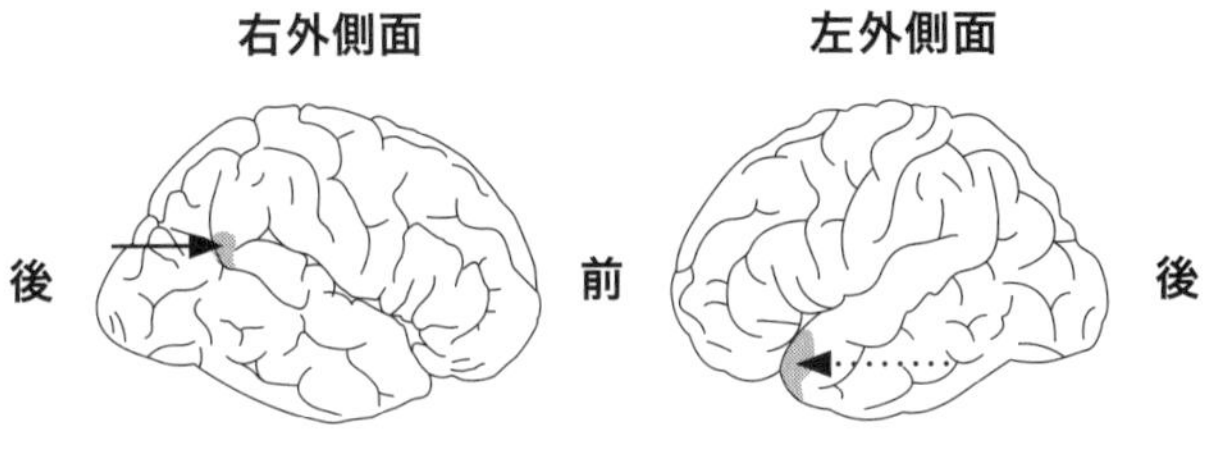

図4-3 プライドを感じる脳領域

プライドを感じているときには、右側頭葉後方部（実線→）、左側頭葉先端部（点線→）などが興奮している。（Takahashi et al.: Cereb. Cortex 18(4), 898-903, 2008から引用、模式図化）

侵されません。プライド意識は、意外に温存されていると推測されます。

デイサービスへの参加を拒否したり、参加しても他の患者さんとの交流を拒否したり、レクリエーションに対して「バカにするな」と怒鳴ったりする人がいます。一般に、男性の高学歴な人に多いと言われており、注意が必要です。

一方、介護する側にも注意すべき点があります。名前を呼ばずに「おじいちゃん」「じっちゃん」などと呼んだり、食事に際して「ゴックンちまちょう」などと赤ちゃん言葉を使用したりすることがありますが、これらに対して、プライド意識は怒りとして爆発しかねません。あくまでプライドを損なうことのないような対応を心がける必要があります。

◆認知症と拒否症状

認知症では、「介護拒否」「介護への抵抗」と判断される症状がときどき発生し、介護者を悩ませることがあります。抵抗、拒否を示す中身は多様で、特に生活上の基本的な行為に対する拒否は深刻です。

食事や飲水の拒否は命に関わるため、早期に点滴や服薬などで対応することもあります。入浴や清拭《せいしき》の拒否、着替え拒否などの事例も認めます。健康管理上重要な事柄で、拒否が頑固な場合には、薬の処方など、医療上の介入も必要です。

私の経験では、数年間にわたる入浴拒否例があります。顔と手の皮膚はみえますが、首から胸腹部、背部などは垢がこびりついて黒ずみ、通常の皮膚がはっきりとは確認できない状態になっていました。においも、厳しいものがあります。

デイサービスなどに対する拒否は、先述のプライド意識などで説明可能ですが、入浴や着替え拒否についてはどう考えればいいのでしょうか？　この点に関しては、「不快感」という感覚が大きな役割をもっていると思われます。

そもそも人は、他人に体を触られることは不愉快で嫌なものです。愛情に支えられた場合や必要性を認めて納得できる場合にのみ、体に触れられることを許容できるのです。触られる必要性を認められない場合に、拒否症状が起きるのでしょう。入浴や着替えはいくら説明してもわかってもらえないこともあり、介護者の悩みの種です。

介護の方法を改善しても拒否症状の緩和がみられない場合には、メマンチンや抗精神病薬などの服用が有用です。拒否感覚が薄れ、受け入れてくれるようになることがあります。また、認知症の病状が進行すると拒否症状は目立たなくなります。

認知症の人には、「診察拒否」という症状もあります。特に、訪問診療などでよく経験する症状です。不用意にいきなり診察しようとすると、聴診器や血圧計をはねのけて、怒り出します。これはある意味で当然のことで、認知症の人は、嫌なこと・不愉快なことを拒否しているのです。順を追ってわかりやすく説明することで、診察行為などは受け入れてくれることが少なくありません。

③ ジレンマと苦悩の脳科学

◆「悩む私」から「悩まない私」へ

「特に悩むことなどありません。調子いいです」

このひと言は、私にとって衝撃的でした。

長く出版社に勤め、雑誌の編集などに携わってきたEさんは、奥様に先立たれてから元気がなくなり、お子さんと同居を開始しました。ニュースをまとめた新聞をつくっては、友人や親族に配布することなどを趣味としてきたEさんでしたが、八〇代も後半になると物忘れが目立ち始めます。同居するお子さんが、物忘れとともに現れた「自分を責める言動」を気にかけ、父親を伴って私の外来を受診されました。

「こんな楽な生活をしていていいのか、と思うんです。もっと世の中のためになることをしなければダメなのではないか……」

東日本大震災からの復興の遅れが、しばしばニュースで報道されている頃でした。Eさんは、「多くの人が震災の被害に苦しんでいる。その人々のために何かをしたい」という気持ちを日増しに強めていきました。その気持ちはやがて苦悩へと変わり、Ｅさんの心に突き刺さっていきます。

「こんなにだらしない自分でいいのか、と叱咤される夢をみる」

物忘れはごく軽度で、改訂長谷川式簡易知能評価スケールで二五点、ミニメンタルステート検査は二六点でした（両検査はともに三〇点満点で、前者は二〇点以下、後者は二三点以下を「認知症疑い」とすることが多い）。病名としては「軽度認知障害」とお伝えし、経過観察のため通院するよう勧めました。同時に、認知症へと進行しないよう、毎日の運動と、ニュース新聞づくりや文章書きなど、好きなことに積極的に取り組むことも推奨しました。

律義なＥさんは一ヵ月ごとにきちんと通院してきて、受診するたびに上記の悩みを語ります。

記憶障害は、ゆっくりと進んでいきました。

初診から一年ほど経過したある日、唐突に冒頭の発言がありました。

「特に悩むことなどありません」

私はドキッとして、一瞬、言葉を失いました。一時期はかなり深刻に悩んでいたＥさんが、悩むことなどないというのです。同時に、Ｅさんの記憶障害は進行し、認知症と診断できるレベルにまで達していることが判明しました。自分の置かれた状況に対する自覚は大きく外れてはいないのですが、日々の日課（ニュース新聞づくり）はすでに行われなくなっていました。

私はEさんに、東日本大震災で被災した人たちの大変さを語ってみました。Eさんは一言「そうですね」と相槌を打っただけで、それ以上は何も言いませんでした。

Eさんの心の中から、「苦悩」が消え失せたかのようでした。

人は、悩む動物です。苦悩し、その苦悩を突き抜けてこそ、のちの発展がある——。人生の処世訓としては、そんなふうに考えられることが多いと思います。しかし、認知症に陥った人たちからは、苦悩は確実に減少していきます。初期には深く苦悩していた人たちが、途中からあまり悩まなくなっていくのです。

人間の「苦悩」を、脳科学はどのように解き明かすことができるのでしょうか？　そして、認知症の人で苦悩が減少し、やがて消失するのはなぜでしょうか？

Eさんとの交流を通して、私は「認知症と苦悩の問題」という重いテーマにぶつかることとなりました。

◆苦悩の脳内メカニズム

人間生活には、苦悩がつきものです。苦悩の中から、たくさんの文学作品や芸術作品も生まれました。苦悩は、人間の人間的な活動の一部です。一方で、苦悩が深すぎると精神的な病気になったり、最悪の場合には自殺したりと、深刻な結末に陥ることもあります。

心の苦悩の一つのかたちとして、「ジレンマ」があります。ジレンマとは、二つの相反する事柄の板挟みになることで、苦悩の典型的な原因となるものです。日常のレベルで言えば、「今夜のご飯は何にする？」と二人の子供に訊ねて、一人はカレーライス、もう一人は石焼きビンバと答えてどちらも譲らないときに、どうしようかと悩む気持ちがごく初歩的なジレンマです。

深刻なジレンマに直面する問題を設定し、それを考えてもらうときの脳の活動を測定することで、ジレンマ思考時の脳の働きに対する研究が行われています。それは「苦悩の脳科学」の土台になるものです。

道徳的ジレンマに関する研究としては、どちらを選んでも犠牲が出るような事態を前にして、それでもなおいずれかを選択しなければならない、という問題が使われます。具体例として、「トロッコ問題」をご紹介しましょう。

疾走する無人トロッコの先で、五人の作業者が工事をしています。このままでは、五人の人がトロッコに轢《ひ》かれてしまいますが、彼らが仕事をしている地点の手前に、線路の切り替え装置があります。その切り替え装置を使うことで、トロッコの走行路を変えることができます。そうすれば五人は助かりますが、切り替えた先には別の作業者が一人で仕事をしていて、今度はその人が犠牲になってしまいます。

さあ、どうしたらいいでしょうか？　あなたはどちらを選択しますか？

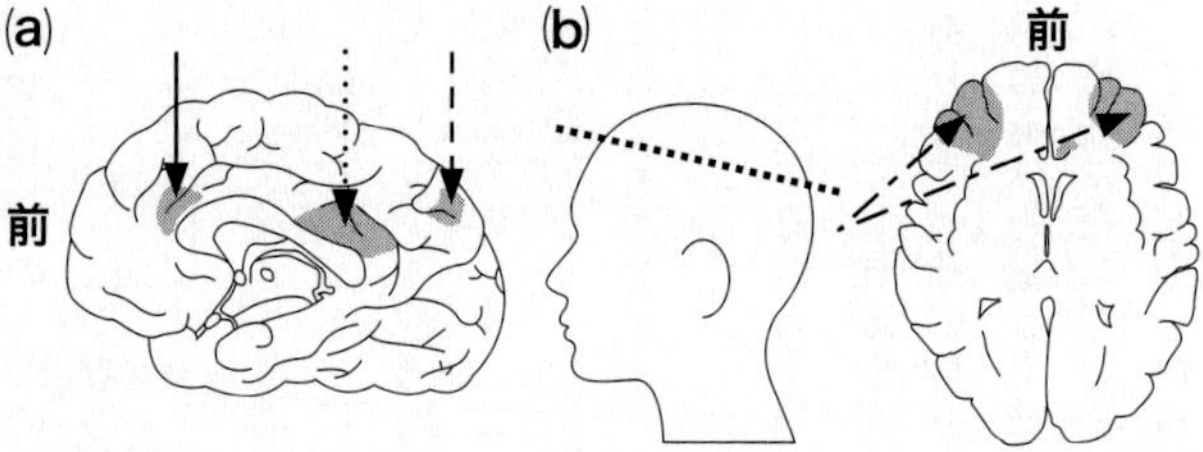

図4-4 道徳的ジレンマに苦悩する脳

(a)脳の右内側面をみている。(b)顔面に垂直にスライスした模式図。道徳的なジレンマに陥り、苦悩しているときには、前部帯状回（実線→）、後部帯状回（点線→）、楔前部（破線→）、背外側前頭前皮質（鎖線→）などが活動している。(Greene, J. D. et al.: Neuron 44, 389-400, 2004から引用、模式図化)

より深刻な葛藤をもたらす問題設定として、次のようなものもあります。

五人の作業者が仕事をしている場所より手前に橋があり、その橋の上に一人の男が立っています。この男を線路に突き落とすことでトロッコは止まり、五人の作業者は助かる——その状況下で、あなたは橋上から男を突き落とすことができますか？　あるいは、五人の作業者を見殺しにしますか？

何ともやりきれない薄情な問題ですが、深い葛藤を伴う問題の例として、人命が関わる道徳的ジレンマが使われています。他にも、戦火の村で敵から逃げて隠れている村人の中に赤ちゃんがいて、その赤ちゃんが泣き出してしまった。放置すれば敵に見つかって皆殺しにされるが、赤ちゃんを殺せば他の村人は助かる。あなたは赤ちゃんを殺しますか？　それとも敵に皆殺しにされますか？　といった問題があります。いずれにしても、出口のない二者択一の問題を考えさせるわけです。

このような問題を考えてもらいながら、機能的MRIで脳の活動を測定します。その結果は図4-4のようなものでした。前部帯状回、後部帯状回、角回などが活発に活動しています。「苦悩する脳」の背景には、これらの領域の活動がひそんでいる可能性が考えられます。

◆認知症と苦悩

認知症では一般的に苦悩は薄れ、病気の進行とともに消えていきます。病気の初期には尿を漏らして深刻に悩んだ人でも、症状が進行すると、日常的に失禁をするようになってもあまり悩まなくなります。そもそも、失禁していること自体を認めなくなります。「たまたま濡れているだけだ」などと言い訳して、ごまかすこともあります。

認知症の人で苦悩する心が消えていく理由として、認知症の病変が帯状回、角回などに起きやすいことが挙げられます。認知症が進行していくかなり早い過程で、帯状回や角回などが侵されることで、苦悩という思考が消えていくものと推測されます。ここにも、認知症では社会脳が侵されやすいという事実が厳然と現れています。

苦悩の延長線上にある問題として、自殺があります。認知症を患う人は自殺を企てるのでしょうか？　認知症であっても自殺をすることがあるという研究データもありますが、それは認知症のごく初期に限られると考えられます。一般的には、認知症において自殺は例外的な問題と考えられます。

苦悩についての脳科学的解明は、まだ緒に就いたばかりです。現段階では、ジレンマに悩む脳活動の状況が一部解明され、その活動を考える理論モデルが提示されて研究が進められているレベルです。さらなる大きな進展が期待されており、私たち臨床医は、脳SPECTなどで「苦悩の座」(帯状回、角回など)を観察し、臨床データを積み上げることで、治療への応用を考えてみたいと思っています。

④過去と未来を展望する脳、人の評価を行う脳

第2章第2節で紹介したように、レイクルらがデフォルト・モード・ネットワークに関する研究を発表して以降、これに関連した脳機能研究が社会脳科学の立場から次々と発表されてきています。ここでは、代表的な研究を二つ紹介します。「過去と未来を展望する脳機構」(内側ネットワーク)と「人物評価、自己評価の脳機構」(Eネットワーク)です。

◆過去と未来を展望する脳

前頭葉、側頭葉、頭頂葉の各「内側」をつなぐネットワークは、「内側ネットワーク」と呼ばれています。このネットワークは、過去と未来を展望しながら現在と近未来を考える働きをもつ脳機構として研究されています。各「内側」には次の脳領域が含まれます。

▼前頭葉内側面（前部帯状回、傍帯状皮質など）
▼側頭葉内側部（海馬、海馬傍回など）
▼頭頂葉内側面（後部帯状回、楔前部など）

奥田次郎准教授（京都産業大学大学院先端情報学研究科）らの研究（二〇〇三年）をみてみましょう。一二名の男子大学生を被験者にして、PETを用いて行われたものです。

大学生が「自分の過去を振り返る」「自分の未来を考える」ときの脳活動を測定した結果、頭頂葉内側領域を中心に前頭葉内側、側頭葉内側が活動することが判明しました（図4－5）。興味深いことに、「過去を思う脳」と「未来を思う脳」はほぼ一致しています。

大学生である被験者は検査中、数日前（後）、数年前（後）のことを想起しながら、さまざまなことを語り続けます。図4－5からは、過去を振り返るときも未来を思うときも、いずれも頭頂葉の活動が最も目立っていることがわかります。頭頂葉内側面に、過去と未来を思う際の脳活

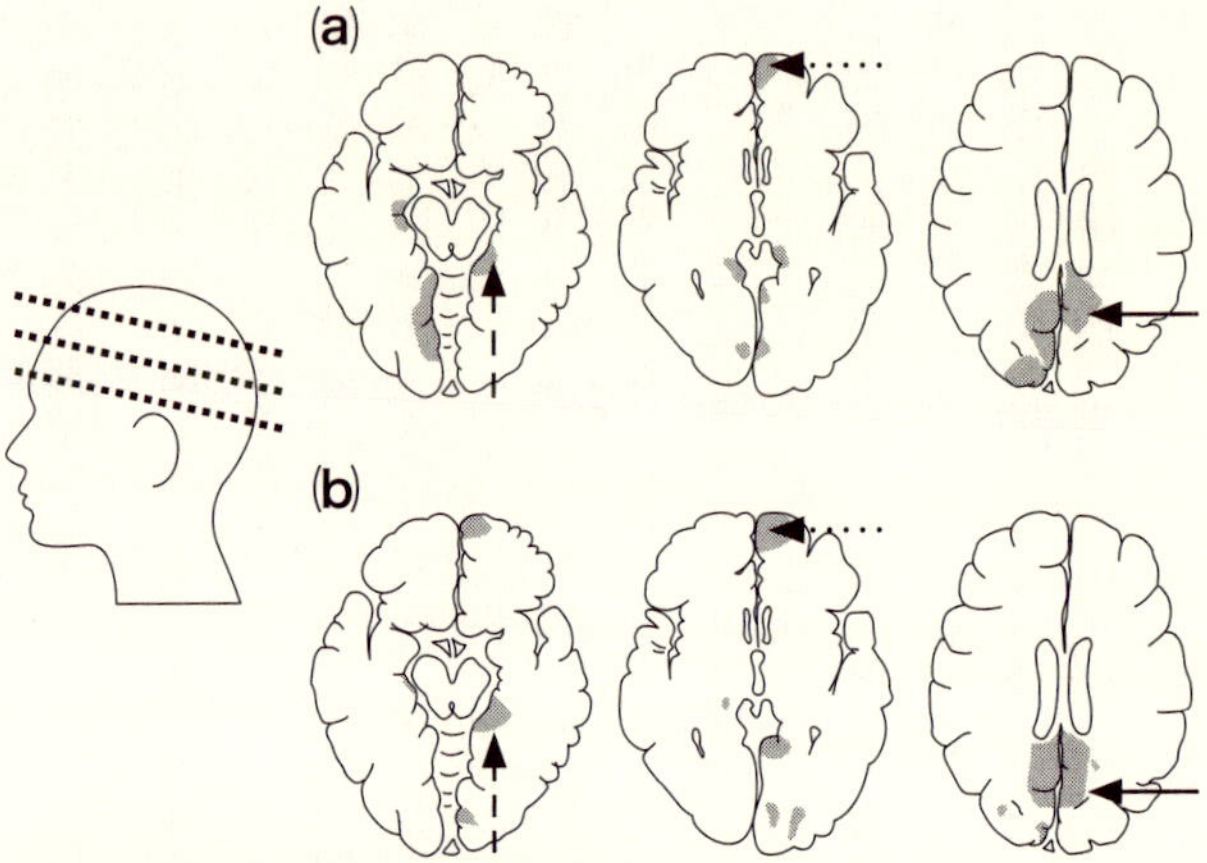

図4-5 過去を振り返り、未来を展望する脳

(a)過去を振り返る脳、(b)未来を展望する脳の活動をPETによってとらえた模式図。1人の被験者の断層画から、左のイラストで示した3つの位置でスライスした画像を表示している。(a)でも(b)でも、頭頂葉内側面（実線→）、前頭葉内側面（点線→）、側頭葉内側部（破線→）に共通して活動が認められ、「内側ネットワーク」の活動として特徴づけられる。（奥田次郎他「展望する脳」、苧阪直行編『社会脳科学の展望』P14から引用、過去・未来各3スライスを選び模式図化した）

動のバックボーンがあることが示唆されます。

奥田准教授らはさらに、すでに決まっている未来の予定の中に、新しい課題（予定）を組み込む調整能力が、内側ネットワークの前頭葉領域にあることを示唆しました。これらの結果から、内側ネットワークには過去を振り返り、未来を志向し、未来の予定行動を調整する機能があることが推測されます。

未来における人間の意思決定や行動は、さまざまな状況の変化に影響を受けます。予定された行動をきちんとこなせるか、未来に対して楽観的に立ち向かえるか、予想が外れたときに対処できるか――こうしたことには、主に前頭葉と側頭葉が反応し、処理していると考えられます。前頭葉、頭頂葉、側頭葉の各内側を結ぶ内側ネットワークが、人間の社会生活の重要部分を担う脳機能の一つであることがわかります。

なお、71ページ図２－８と図４－５を比較すればわかるように、内側ネットワークとデフォルト・モード・ネットワークの主要部分が重なっていることが注目されます。今後の社会脳科学の進展が、この両者の関係をどう位置づけていくのか、興味は尽きません。

◆「私とは何者か？」を考える脳

――自分はどんな人間か、のんきな人間か親切な人間か？　最近新しく知り合いになったあの人は親切な人だろうか？　ＴＶに映っている総理大臣はどういう人だろうか？

私たちは日々、心の中で人の評価をしています。社会生活を送る中で出会う人たちに対し、つねに何らかの評価をしながら生きています。同時に、自分についても振り返り、反省や自己評価を繰り返しながら生きています。

社会脳科学的な研究によって、「人の評価を行う脳」の部位がわかってきました。矢追健研究員（京都大学大学院文学研究科）らの機能的ＭＲＩを用いた研究を紹介しましょう。

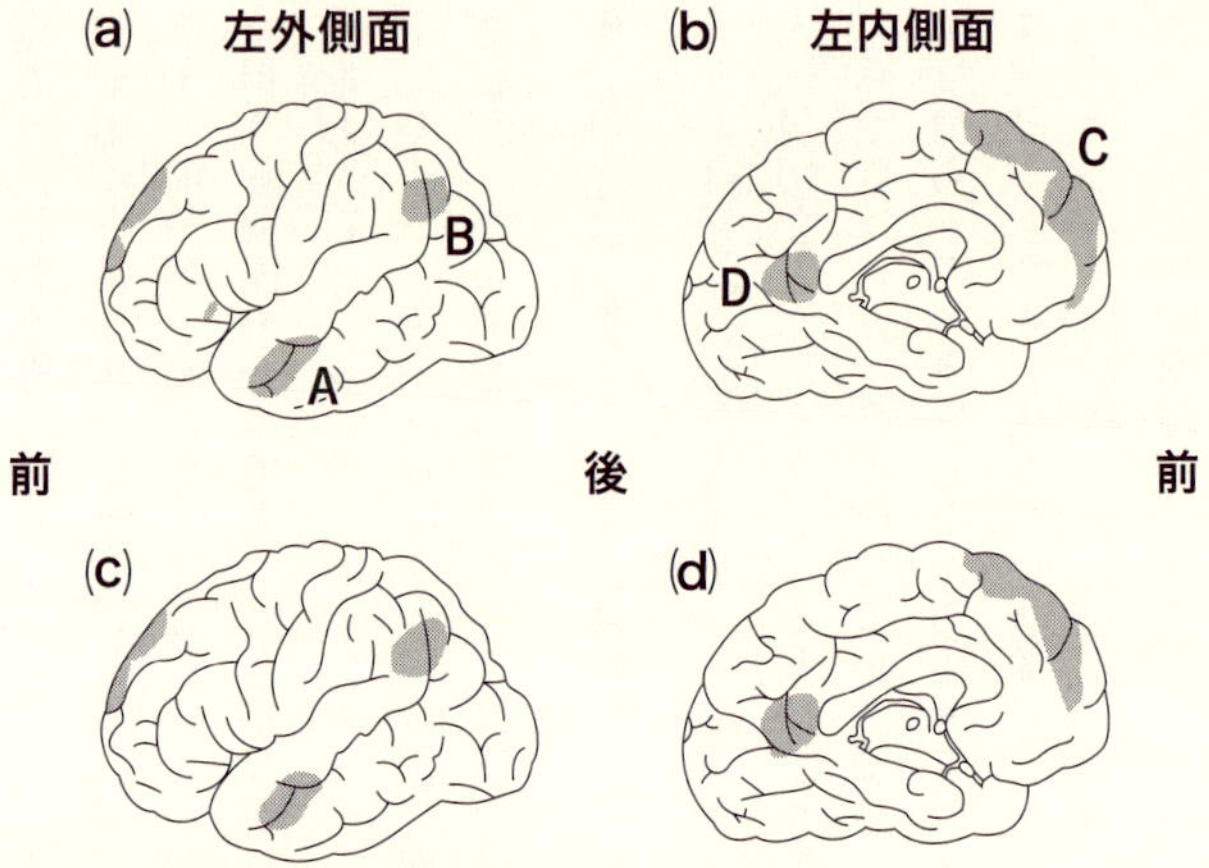

図4-6 人物評価を行う脳領域（Eネットワーク）

図の見方は図2-3と同じ。(a)、(b)は自己評価、(c)、(d)は他者評価をしているときの脳活動領域である。自己評価、他者評価ともに共通する脳領域が活動しており、中側頭回（A）、角回（B）、背内側前頭前皮質（C）、後部帯状回（D）が含まれる。人物評価のときの活動領域は、「Eネットワーク」と呼ばれることもある。（苧阪直行編『脳イメージング』P108図をモデルに作成した模式図）

この研究では、①自分、②近い他人（友人）、③遠い他人（ここでは総理大臣）の三者それぞれを人物評価するときの脳のしくみを調べました。被験者には、「のんき」「親切」などの評価を三者それぞれについて、四段階で回答してもらい、人物評価中の脳の活動を画像化します。

その結果、自分、友人、総理大臣の三者とも、ほぼ共通した脳領域が活動していました。背内側前頭前皮質、後部帯状回、左中側頭回、角回です（図4－6）。のんきや親切といった箇単な性格評価だけではなく、さらに複雑な「自分とは何者か」「自分はなぜ生きているのか」といった哲学的な問いに対しても、ほぼ似た領域で扱われていることが推測されています。自分、および他人の人物評価をする際の脳のしくみは、「Eネットワーク」（Eは「評価判定」を意味する「Evaluative judgment」の頭文字）と命名され、矢追研究員らが明らかにした脳領域とほぼ一致しています。

一方で、矢追研究員らの指摘によれば、人物評価のための脳の領域は諸外国の研究間で微妙に異なっており、これは人物評価が、国や民族、歴史や文化、宗教などによって異なることを反映したものと考えられています。生きている社会の違いによって脳の働き方にも違いがあることを示唆する結果であり、社会脳科学らしい展開がみえてきた好例と言えるでしょう。

◆認知症と両ネットワーク

内側ネットワーク、Eネットワーク双方を支える脳領域は、ともに認知症において侵されやすい部位です。実際に、二つのネットワークに基づく働き（過去や未来を展望する、人を評価する）は、認知症において比較的早くから低下し始めます。

アルツハイマー型認知症では、早期から時の見当識が失われる（今がいつなのかわからなくなるなど）ことがよく知られていますが、それは頭頂葉と前頭葉の内側面が侵されやすいことに対

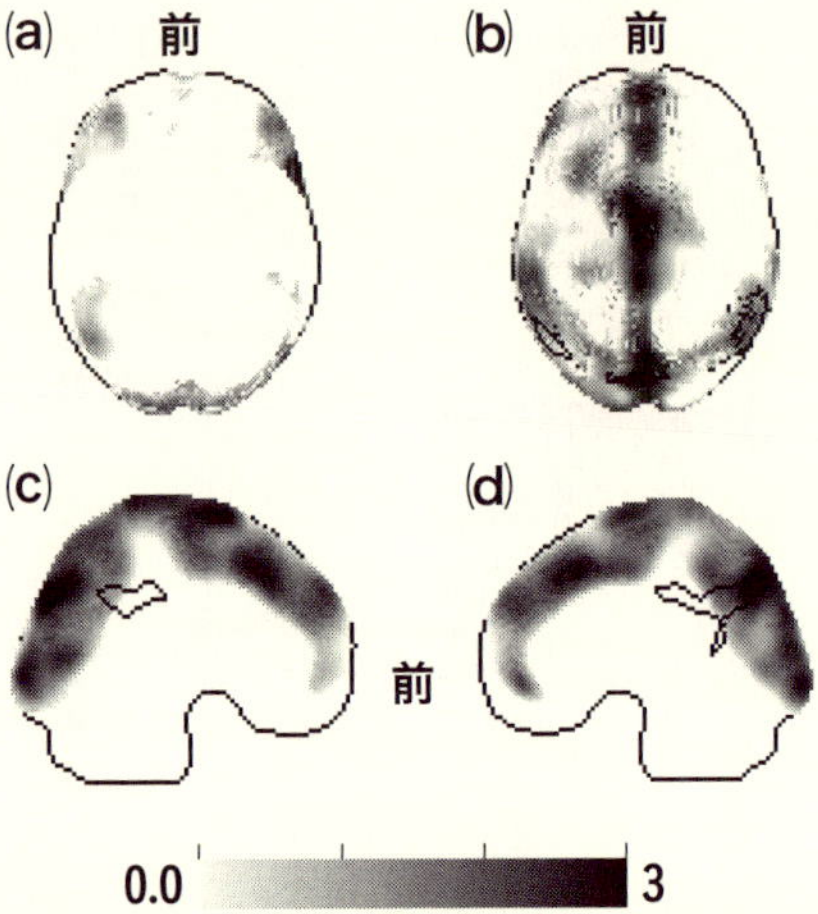

図4-7 内側ネットワーク優位に障害された例（78歳の男性）

(a)脳を下からみた画像、(b)脳を上からみた画像、(c)脳の左内側面の画像、(d)脳の右内側面の画像である。
大脳皮質外側（(a)、(b)）では血流低下は軽度であるが、(c)、(d)で示された前頭葉・頭頂葉の内側面では血流低下（機能低下）が著しい。症状面では、記銘力は良好で記憶障害はあまり顕著ではないにもかかわらず、「時の見当識」がぼやけ、過去の体験の時間感覚が混乱していることが特徴であった。

応していると考えられます。頭頂葉や前頭葉の内側面での変化が特に目立ち、症状では時の見当識障害が強く認められた事例をみてみましょう。

七八歳の男性・Fさんは、日時の感覚がぼやけ、最近の出来事を語るときにいくつかの体験が混同するのが特徴です。Fさんの趣味は野鳥観察で、カワセミを見つけた場所（沼）の記憶は正確ですが、日時は語るたびに混乱します。困り果てたのか、その沼にはいつもカワセミがいると言い出したこともありました

(北海道でカワセミをみることは稀です)。

記憶力や判断力はしっかり保たれており、一人で外出して公共交通機関を利用しても迷うことはあまりありません。過去と現在の時間感覚だけがぼやけているFさんの脳に生じている変化を、脳SPECTで示しました(図4-7)。

前頭葉と頭頂葉の内側の脳血流が著しく低下していますが、他の部位の血流低下は軽度です。脳の内側面の血流低下の強いことと、時の見当識障害が強いこととが対応しているように思われます。Fさんの診断名はアルツハイマー型認知症です。記銘力障害が目立たず、「時の見当識」の障害が先行する発病の仕方ですが、このようなタイプは、症状の特徴を明確に示す「内側ネットワーク症候群」などと呼んでもいいかもしれません。

Eネットワーク、内側ネットワークとデフォルト・モード・ネットワークの三者は、前頭葉内側面や頭頂葉内側面を基本的な領域としており、ほぼ重なっています。自己や他者について考えるEネットワーク、過去と未来を考える内側ネットワーク、自分の過去と未来を展望し、今の自分を考えるデフォルト・モード・ネットワーク、この三者は関連した精神活動を担う脳領域を個別に探り当てた研究と言えましょう。二一世紀初頭の社会脳科学における、大きな学問的成果です。

第5章 社会脳の障害から認知症を診断する

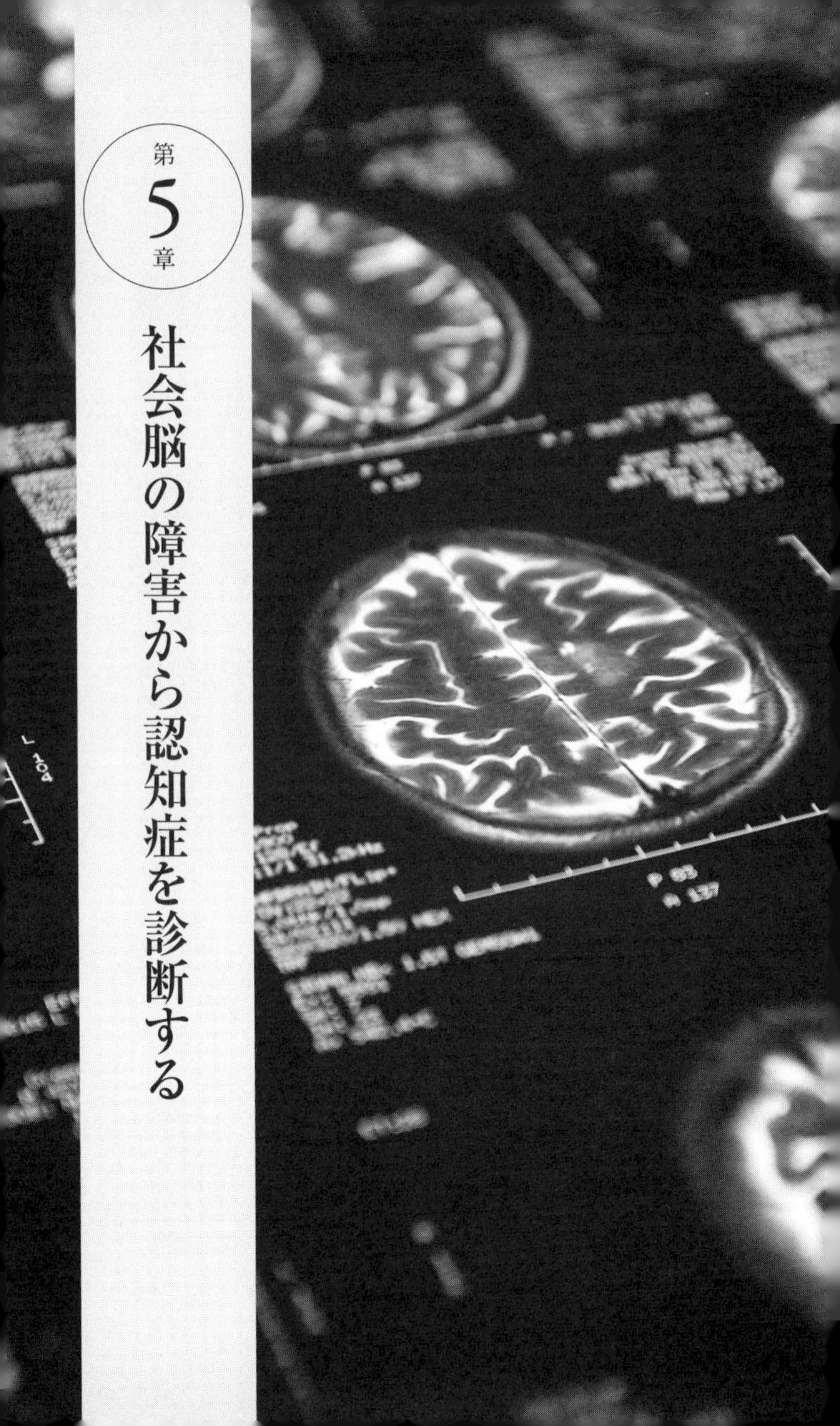

本章では、社会的認知の障害（＝社会脳の障害）をどう診断するかについて具体的に述べていきます。診断と言っても、決して医師だけの知識にとどまるものではありません。家族や介護者をはじめ、認知症に関わるすべてのみなさんに知っておいていただくことで、認知症の徴候を早めに察知したり、症状の進行の度合いを把握しやすくなるような知識をご紹介します。

また、社会脳を脳生理学でいう中枢機能と比較しながらその特徴をまとめ、「社会脳理論が認知症の理解をどう変えるか」について考えます。

① 社会的認知の障害はどのように診断するのか？

◆はじまりはコミュニケーションの食い違いから

先述のとおり、認知症の診断基準の一つとして「社会的認知の障害」が加えられました。まずは米国精神医学会での話ですが、米国で診断基準が変わると、やがて日本の診断基準にも大きな影響を及ぼします。わが国においても今後、「社会的認知の障害」が医療・介護分野で話題になっていくと思います。そこで、社会的認知の障害を把握するポイント、診断の仕方について触れたいと思います。

社会的認知とは次のようなものでした（56ページ表２－１参照）。

――表情などをみて他人の気持ち、心を理解する（表情の認知、心の理論）
――他人の心の痛みを自分の心の痛みとして感じる（共感、同情）
――相手の気持ちを推し量りながら自分の行動を決める（駆け引き）
――みんなで協力し、物事を行う（社会性、協調性）
――自己の感情や欲望を適切に抑制する（理性的抑制）
――自分を振り返り、反省する（自己の認識、自己モニタリング）

社会的認知の障害は、自己認識の力が低下し、病識（病気であるという自覚）が崩れるところから露見しやすく、その徴候は本人と家族の発言内容の食い違いとして現れます。

認知症の人は「物忘れ」については比較的容易に認めますが、他の問題点はそう簡単には認めません。薬を飲まずにかなり余らせていても「きちんと飲んでいます」と主張し、何もしないで一日中ゴロゴロしていても「毎日散歩をしています」などと答えます。ダイレクトメールによるセールスに反応して不要なものを買ってしまう、使用ずみの物のしまい忘れが目立つ、などの問題点を家族が指摘しても、「そんなことはない」と否定することが多くみられます。

前出の山口晴保教授らは、「認知症初期症状一一項目質問票」を開発・提案しました（表５－

	同じことを何回も話したり、訊ねたりする
	出来事の前後関係がわからなくなった
	服装など身のまわりに無頓着になった
	水道栓やドアを閉め忘れたり、後片づけがきちんとできなくなった
	同時に2つの作業をおこなうと、1つを忘れる
	薬を管理してきちんと内服することができなくなった
	以前はてきぱきできた家事や作業に手間取るようになった
	計画を立てられなくなった
	複雑な話を理解できない
	興味が薄れ、意欲がなくなり、趣味活動などをやめてしまった
	前よりも怒りっぽくなったり、疑い深くなった

表5-1 認知症の初期症状11項目質問票(山口)
認知症を疑われた人とその家族の双方に答えてもらう。複数の項目で食い違いがあると、社会的認知の障害が示唆される。

1)。

この質問票は、認知症の早期発見に役立つと同時に、介護者と患者本人が同じ質問に答えることで両者の意見の相違が明らかになるというメリットがあります。病識の低下を浮き彫りにするとともに、複数項目の食い違いがあった場合には、社会的認知機能の低下を疑う判断材料ともなります。

社会的認知機能の低下は、コミュニケーションをとる際の微妙なズレをもたらします。たとえば、話しかける(医師が質問する)と、すぐに同伴者のほうを向いて同伴者に返事をしてもらおうとします。「体の調子はいかがですか？」といった程度の簡単な質問でも、娘などの同伴者を振り返るようになります。診察室や家庭訪問時によくある反応で、「振り返りサイン」と呼ばれています。

目の前にいる人に注意を向けていられない、相手の言うことを理解できない、相手の言うことなど理解する気になれない、といった状態にあることを示しており、時には質問者と目を合わせないようにする態度もみられます。そもそも、「なぜ自分がここにいるのか」がわかっていない可能性があります。ただし、重度まで進んだ認知症では、振り返りサインは現れません。家族や介護者をきちんと認識できている段階にある患者さん特有のサインであると言えるでしょう。

このようなかたちで、社会的認知の低下症状は現れてきます。

◆「子供が泣いている理由」がわかるか

社会的認知の障害（社会脳の働きの低下）を診断する方法には、①「顔の表情から感情の判定ができるかどうか」をみる、②「物語カード」を用いて質問する、③目や顔の表情の変化を用いた合図の理解を調べる、といったものがあります。

①では、人が泣いている写真（イラストでもよい、以下同）、怒っている写真、笑っている写真などを見せて、写っている人がどのような感情の状態にあるかを答えてもらいます。返答がな

い場合には、「泣いていますか？」「笑っていますか？」「怒っていますか？」などと具体的に質問してもかまいません。前述のとおり、「悲しむ・怒る」の判定は扁桃体などで、「笑う・喜ぶ」の判定は線条体などでなされていると考えられていますので、このテストによってそれらの部位への障害の有無がある程度、推測できます。

②では、「子供が転んだ絵」と「泣いている絵」の二コマからなるカード（「物語カード」と言います）を見せます（図5－2）。そのうえで、「少年はなぜ泣いているのでしょうか？」と質問します。

「転んで体を打ち、痛くて泣いている」と答えられれば正解です。「転んだことが悔しくて泣いている」などと答えてももちろん正解で、二枚のイラストの因果関係が把握できているかどうかを確認します。

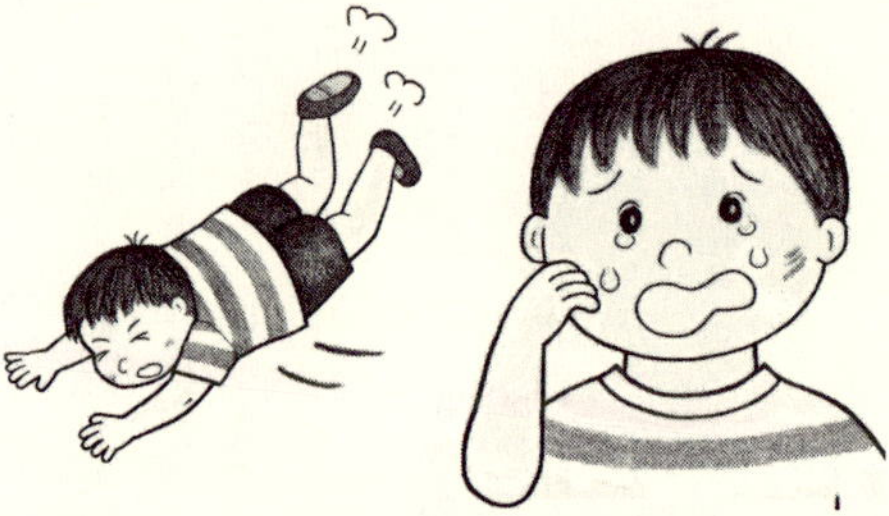

図5-2　社会的認知の障害を診るための物語カードの例
カードを見せて、「子供はなぜ泣いていますか？」と質問する。正解は本文参照。（イラスト／わたなべきょうこ）

③は、目や顔の表情の変化を用いた合図を理解できるかどうかを調べるテストです（図5－3）。まず、「これらの表情やジェスチャーはどんな意味ですか？」と質問してから、唇の前で人

差し指を立てて「しーっ」という声を出す動作をします。「静かに」「黙って」などの答えが返ってくれば正解です。片目をつぶって、軽く会釈をするしぐさは、まわりの人に気づかれずに合図を送るときに使用されます。「ウインク」や「目くばせ」などと答えられれば正解です。

以上の三つは、他人の表情やしぐさ、動作などをみて、その人の気持ちや感情を理解することができるかどうかを確認するための簡便な検査です。ご家族や介護にあたられている方には、認知症の進行の程度を知るための一つの指標として、ぜひ利用していただきたいと思います。

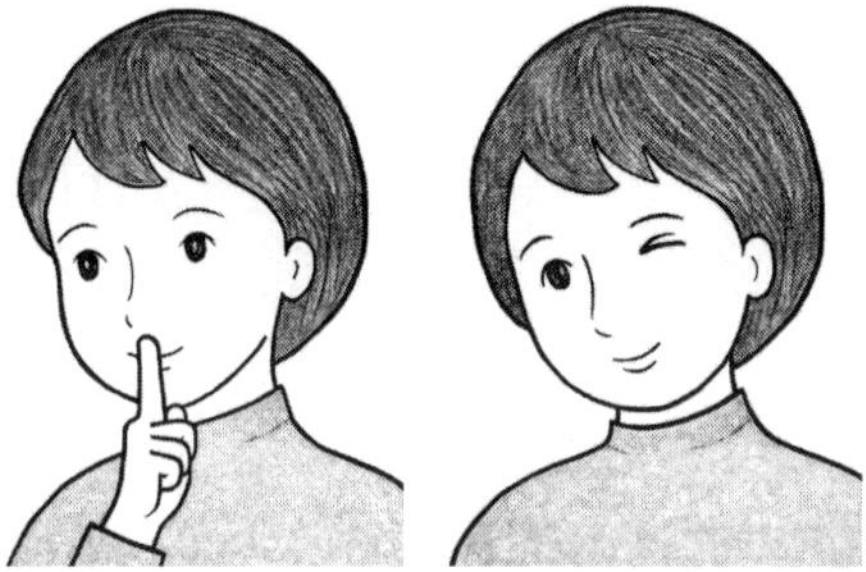

図5-3「どんな意味のサイン(合図)ですか？」
表情やジェスチャーを用いたサイン(合図)を理解できるかどうかを調べる。社会的認知の障害では、表情やジェスチャーによる意思疎通能力は比較的早期から低下する。正解は本文参照。(イラスト／わたなべきょうこ)

②社会脳の特徴——社会脳は認知症の理解をどう変えるか？

◆「切除してもOK」だった脳

脳生理学では、一つの役割を担う神経細胞の集団、脳の領域を「中枢」と呼びます。手足を動かす運動中枢、言葉を司る言語中枢などと表現されます。二〇世紀の脳生理学は、〝新たな中枢探し〟が大切な研究目的でした。

「社会脳」という言葉は、脳生理学でいう中枢に似てはいますが、かなり異なる特徴をもっています。第一の相違点として、社会脳の脳領域は、一ヵ所でたくさんの働きを担っていることが挙げられます。一つの中枢が一つの役割をもつこととは対照的です。特に、前部帯状回（前帯状皮質）に多数の働きが確認されていることは、これまでにご紹介してきたとおりです。次々項で改めて整理しますが、項目数にして五項目ほどの働きをしています。

また、上側頭溝周辺皮質は、人の視線を読み取る働きをもつ部位として解説しましたが、側頭葉の上側頭回は音を感知する「聴覚中枢」、言葉を理解する「感覚性言語中枢」の所在地です。社会脳科学を学ぶまで、私は上側頭回に「人の視線を読み取る」働きがあるとは知りませんでした。

前頭葉基底部には、「我慢する」という脳機能、理性的な判断に関する脳機能があることを紹介しましたが、他にも「美醜」を評価する働きなどがあることも指摘されています。頭頂葉の各脳領域（角回や縁上回など）も、注意機能や外界を認識して把握する働きをもっています。

私が脳神経外科学を学んでいた時代には、「前部帯状回や島皮質などは、さして重要な機能が確認されていないから、必要な場合には切除してもよい」と教わりました。社会脳科学の発展の中で、前部帯状回には主役級の役割が与えられており、学問の発展に驚きを感じます。

前部帯状回以外にも、社会脳の領域にはかつて「サイレントエリア」（機能の明確でない領域）と呼ばれた部位が少なくありません。脳外科医にとって、サイレントエリア＝切除可能な領域です。多くの脳神経外科医に、社会脳科学の知識をぜひ学んでいただきたいと思います。

誤解をしていただきたくないのですが、サイレントエリアを切除するといっても、腫瘍を除去するためなど治療上、必要な場合のみに行われるものです。脳科学の進歩によって、さまざまな新しい機能がわかってきた今日においても、必要な切除がなされることは当然あります。

◆「中枢」と社会脳ネットワークの相違点

中枢と社会脳の二つめの相違点は、損傷を受けたときの症状の現れ方です。

ある中枢が脳卒中や脳腫瘍などの病気で破壊されると、その中枢に対応する症状が必ず現れます。たとえば、運動中枢が壊されると運動麻痺（手足が動かなくなる。片麻痺と呼ばれる）が、運動性言語中枢が壊れると運動性失語症（言葉を話せなくなり、「アーアー、ウーウー」などとしか言えなくなる）が発症します。

脳の手術をする脳外科医の立場から考えると、中枢は実に神聖なものです。中枢と呼ばれる部位を傷つけると、必ず一定の後遺症が残るからです。脳における「中枢」とは、基本的に壊してはいけない場所であり、それを避けて手術を行うことが大切になります。いくら脳腫瘍の切除に「成功した」と大見得を切っても、後遺症が出たのでは成功とは言えません。

一方、社会脳の脳領域はどうでしょうか？　中枢とどこが違うのでしょうか？

社会脳は、その大部分がネットワークで動いていると説明しました。ここで言うネットワークとは、遠く離れた部位を含め、多数の脳領域をつなぐ神経回路のことです。中枢とは対照的に、社会脳はどこか一ヵ所が壊れても、意外に明白な症状は出ません。

たとえば、「我慢する」機能を担う前頭葉基底部（腹内側前頭前皮質）が壊れても、易怒性やイライラ感が必ず全員に出るわけではないのです。前頭葉基底部は、頭部外傷による脳挫傷が起きやすい部位ですが、その結果としてイライラ感や易怒性が現れたり、感情や気分に応じた行動に走る症状が発生する確率は五〇％程度です。しかも、前頭葉基底部が傷ついても、多くの人は社会生活を十分に送っていける程度の軽い症状しか現れません。

クモ膜下出血を起こした場合にも、両側の前頭葉基底部が壊されてしまうことがありますが、ふしぎなことにクモ膜下出血後遺症の人がイライラ感や焦燥感、易怒性を示すことはあまりありません。このような現象は、社会脳ネットワークに、まだまだ未解明な要素が多々あることを示している証拠だと思います。損傷を受けた働きを代替してくれる脳内ネットワークが存在する可能性も考えられます。

頭部外傷や脳卒中などの、部分的に脳が壊される病気では、社会脳ネットワークの一部分が壊れても意外に症状は出ない――この点は社会脳の大切な特徴です。逆に、認知症のように脳全体が侵される疾患では、ネットワーク全体がじわじわと傷つけられるために症状が出やすいとも言えるでしょう。

社会脳ネットワークを形成する神経回路では、ある働きのために一つのネットワークが生まれ、また別の働きのためにはそれと異なるネットワークが生まれる。求められた働きが終了すれば、ネットワークはいったん閉じられ、必要に応じてまた再開する――臨床的な経験からは、そのようなダイナミックに変化を繰り返す社会脳ネットワークの描像をイメージします。

ネットワークの脳科学的意義とは何か？　それを解明するには、なおいっそうの研究の進展が必要です。

◆**前頭葉内側面——社会脳の首都**

社会脳という広がりのある脳領域を一つの国家にたとえると、その首都はどこになるのでしょうか?

私は、社会脳という国の首都は前頭葉内側面、特に前部帯状回ではないかと考えています(65ページ図2-5参照)。前頭葉内側面に含まれる解剖学的構造には、前部帯状回や傍帯状皮質、内側前頭前皮質などがあります。左右の大脳半球をつなぐ脳梁のすぐ外側が帯状回、さらにその外側に傍帯状皮質、内側前頭前皮質が位置します。帯状回の最前部が膝下部です。注目すべきことに、前頭葉内側面は、社会脳の基本ネットワークのすべてに関わっています(78ページ図2-10参照)。

前部帯状回は、次の五つの脳の働きに関わっています。

①周囲にいる人に関心をもち、その人の気持ちや意向を理解・把握しようとする(ToMネットワーク)

②自分の感情や体験に照らし合わせて、他者の感情や考えを理解する(同情、共感)

③自らの意思で物事を成し遂げるために長時間注意力を維持する(注意機能)

④周囲の人たちと協調し、人間の社会性をコントロールする

⑤「ワーキングメモリー」（作業記憶）の機能に関わる（ワーキングメモリーとは、学習や思考を行う際にいつでも取り出して利用できる記憶情報のことで、たえず更新されて新しい情報に置き換えられています。ワーキングメモリーの豊富さと頭のよさとは、深く関係していると推測されます）

前部帯状回を中心とする前頭葉内側面が、いかに多面的な活動に関与しているかがわかります。この驚くほど多様な活動の解剖学的基盤を探るために、前部帯状回の微細構造を調べてみました。

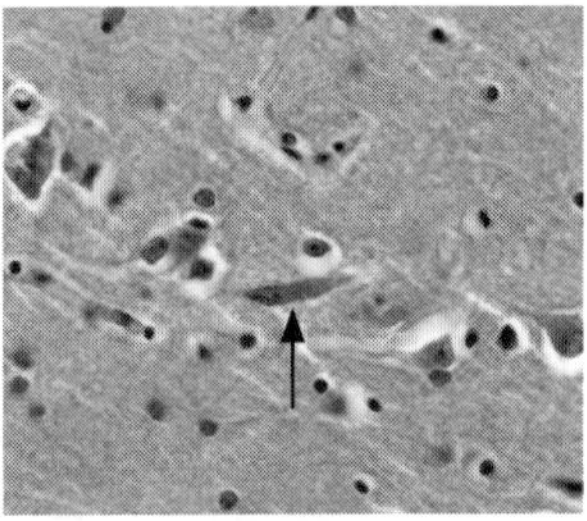

図5-4　前部帯状回に認められる紡錘型細胞

紡錘型細胞（→）は、前部帯状回皮質第5〜6層に主に認められる。紡錘型細胞は錐体細胞の一種であり、島皮質などにも認められるが、他の大脳皮質ではあまり認められない細胞である。

細胞は六層構造を成しており、他の大脳皮質と変わりませんが、情報を受信する細胞である「顆粒《かりゅう》細胞層」と、情報を発信する細胞である「錐体《すいたい》細胞層」が、ともに発達しています。また、他の部位ではあまりみられない紡錘型細胞が、前部帯状回皮質の第五〜六層に認められました（図5－4）。この二つの特徴こそ、前部帯状回の複雑な働きを支える微細構造だと推測されます。

◆「社会的認知の障害」であることを知れば、介護のストレスが軽減できる

社会脳科学を応用することで、認知症に対する理解はどのように変わっていくのでしょうか？この問題について、社会脳のまとめもかねて考えてみましょう。

まず第一に、認知症という病気の中心症状が、従来の記憶障害から社会的認知の障害へと大きくシフトしていくことが予測されます。認知症の人が抱える困難の中心は、記憶の障害によるというよりも、周囲の人の気持ちや思いを理解できず、自分のもつ問題点を的確に把握できない点にあります。これがすなわち、社会的認知の障害です。

入浴を長期間にわたって拒否し、体中が垢だらけになってもなお、「自分は何の問題もない」「病気になどなっていない、健康だ」などと主張し、家族や介護者に強いストレスと苦悩を与えます。行方不明になって大がかりな捜索の末に発見されたにもかかわらず、迎えに来た家族に対して「お前ら、こんなところで何してるんだ」と語る姿に、家族は衝撃を受けます。介護する家族が疲れ果てていても、当人はそれを理解できません。

医学の長い歴史においては、認知症を「物忘れの病」「メモリーの病気」ととらえる考え方が根強くあります。認知症対策を「メモリーサービス」、認知症専門クリニックを「メモリークリニック」と呼ぶ伝統も残っています。

しかし、単に〝物忘れ病〟ととらえてしまったのでは、認知症介護の真の困難、家族や介護者が受けている過酷なストレスの原因を明らかにすることはできません。社会脳科学の知見を知ることによって初めて、その原因が「社会的認知の障害」にあることが理解できるのです。

第二に、「人を無視する脳」「ジレンマに苦悩する脳」「危険な物や危険な人の見分けができなくなる脳」「平然とウソをつく脳」など、人間の高次な精神機能のメカニズムを解明することに成功した社会脳科学によって、認知症の人のさまざまな「奇行」を科学的に説明できるようになりました。

詐欺的な商法に容易に応じたり、性的な逸脱行動（たとえば女性に自分の性器を押しつける、卑猥な言葉を語り続けるなど）をとったりする心の原理も、ある程度解明できるようになっています。社会脳科学によって、社会をつくる人間の精神機能のしくみが明らかになってきているのです。その成果の医学への応用はまだ限られていますが、今後着実に拡大し、豊富な治療法が生み出されることが期待されます。

社会脳科学の成果は従来、主として小児の発達障害の診断や治療、教育などに活用されてきましたが、これからは認知症をはじめとして、統合失調症やパーソナリティ障害、脳卒中・頭部外傷後の高次脳機能障害などの診断、評価、治療薬の開発、リハビリと介護などに大きな威力を発揮していくでしょう。

③ 認知症と社会脳科学のこれから

社会脳という視点から考察することで、認知症の新たな姿がみえてきました。従来は解説困難だった問題がわかりやすく説明できるようになり、これまでの医学（脳生理学、神経学、精神医学など）の到達点を超えて、より深い脳機能の解明に貢献しているように感じます。とはいえ、社会脳科学が万能なわけではありません。未解明な問題や課題が残されています。

◆「幻覚」や「徘徊」の原因はわかっていない

認知症が示す症状の中には、いまだ解明困難な問題がたくさん存在しています。たとえば「幻覚」や「妄想」といった精神症状があります。「徘徊」など、機能的ＭＲＩによる検査の対象となりえない症状や、「常同行動」「時刻表的生活」などと呼ばれる前頭側頭型認知症に特有な症状の神経基盤や脳内メカニズムの解明は手つかずの状態です。

幻覚と妄想は、異常な精神現象としてさまざまな精神疾患で認められる症状です。本人の意思とは無関係に、内発的に現れるこの症状に関しては、妄想発生時に中脳やその近傍でドパミンの増加が認められるなどの知見はありますが、仮説の域を出ていません。

徘徊は、「あてもなく、うろうろと歩き回る」症状です。認知症の人の約五〇％に認められ、認知症のシンボル的な症状とされています。「あてもなく」とは言うものの、実は、きちんと目的や目的地を意識して歩いている場合もあります。うまく目的地にたどり着けないために、どんどん迷いがひどくなっているケースがあるのです。

また、次項で述べる常同行動として、同じ場所をぐるぐると何回も歩く患者さんもいます（「周回」と言います）。徘徊時の脳内活動を検査することができれば、さまざまなことが判明するはずですが、現時点で、歩行時の脳内を検査可能な機器は存在しません。

一般に、社会脳科学的な研究テーマは、機能的ＭＲＩあるいはＰＥＴなどの検査機器の中で再現可能なものに限られます。ＭＲＩ検査で被験者が横たわる空間は非常に狭く、閉塞感があります。ＰＥＴも、同様の状況下で検査が行われます。いずれも頭部を動かすことは厳禁で、動きを伴う行為としては、「少々の言葉を話す」「手の指を動かす」程度が限界です。

社会脳科学的研究のための検査機器として、他に近赤外線光機能画像法（ＮＩＲＳ）、脳磁図（ＭＥＧ）などがありますが、歩行などの移動を伴う行動症状発生時の脳活動はとらえることができません。徘徊を起こす脳の神経基盤を解明するには、これらとは根本的に異なるアプローチが必要になるでしょう。

◆一日に一〇〇回以上も同じ言葉を

「常同行動」「時刻表的行動」の二つは、前頭側頭型認知症にかなり固有に認められる症状です。この二つの症状が発生するしくみも、現段階での社会脳科学ではうまく説明できていません。

常同行動とは、繰り返し同じ行動をする症状です。お菓子を際限なく食べる、同じ言葉を何回も言う、などがしばしば見受けられる例です。

同じ言葉とはどんな言葉でしょうか？　私が診ていた患者さんの例では、「それがどうしたって言うのさ」でした。何を話しかけても、「それがどうしたって言うのさ」という返事が返ってくるのです。この患者さんは、一日に一〇〇回以上もこの言葉を繰り返していました。

前頭側頭型認知症研究の第一人者である池田学教授（熊本大学）は、次のように述べています。

「病棟では、デイルームのきまった椅子に座るという常同行動が形成されやすい」「日常生活では常同的周遊（roaming）や常同的食行動異常がめだつことが多い」「言語面では、何を聞いても自分の名前や生年月日など同じ語句を答える滞続言語、まとまった同じ内容の話をするオルゴール時計症状などの形で出現する。絶えず膝を手で擦り続けたり、手をパチパチと叩いたりするような反復行動がみられることもある」（「前頭側頭型認知症の症候学」『臨床神経学』二〇〇八年から引用）

以上のような特徴をもつ常同行動の発現メカニズムとして、池田教授は「前方連合野から大脳基底核への抑制が外れた結果と理解できる」としています（同前）。やや抽象的で理解しにくい部分もありますが、現段階では常同行動の病態の解説として最も優れたものと思われます。この仮説は機能的ＭＲＩなどを用いて研究可能と思われ、近い将来に実証されることが期待されます。

◆「時刻表的生活」こそが脳の本質？

時刻表的生活とは、毎日決まった時刻に決まった行動をとる症状です。なかなかにふしぎな症状ですが、その行動を抑制しようとすると不機嫌になり、怒り出すこともあります。たとえば、デイサービスの朝のお迎えが決まった時刻に来ないと、とたんに不機嫌になります。

時刻表的生活のメカニズム、神経基盤について、池田教授はこう述べています。

「常同行動が時間軸上に展開したばあい、時刻表的生活となる」「神経基盤としては、前頭葉眼窩面がうたがわれ、側頭葉との関連も論じられている」（前掲論文）

人間の一日の行動は、意外に「時刻表的なもの」と言えるのかもしれません。毎朝ほぼ決まった時間に起きて、決まった時刻に家を出て、決まった乗り物で移動して職場に向かう。ほぼ決まった時刻に決まった仕事をして一日が終わる。そしてまた、ほぼ決まった時刻に決まった方法で帰宅する……。私たちの毎日の生活には、案外と時刻表的なところがあります。

東野圭吾著『容疑者Xの献身』では、ホームレスの人たちの生活が時計のように正確に流れていることが描かれ、次のような興味深い会話が交わされています。

「あの時、君はいった。ホームレスの連中を見て、彼等は時計のように正確に生きている、と」

「人間は時計から解放されるとかえってそうなる――」

哲学者カントの生活は、まさに時刻表的生活だったと言われています。起床、コーヒー、執筆、講義、食事、散歩と、すべてが決まった時刻になされたそうで、彼が菩提樹の並木道へと歩いていくのをみて、隣近所の人たちは「今が午後3時半であること」を知ったと言われています。

時刻表的な行動自体は、決して特別な行動様式ではなく、身近な日常の中によくあるパターンなのかもしれません。多彩で不規則な生活こそが、脳による何らかの支配のたまものであって、脳からの抑制が外れることで、時刻表的な行動・生活が生まれてくるような気もします。

「抑制する脳」の候補としては、「理性の脳」(前頭葉基底部、眼窩面)や「知性の脳」(前頭葉背外側部)が最有力と考えられ、個人的には、これらの脳領域が損傷を受けたときに時刻表的生活が発生するのではないか、と推測しています。脳自身は、実は決まったとおりに動くような性質をもっているのでしょうか。

現段階では、池田教授の学説が病態の真相を最もよくとらえているように思われますが、今後の研究によるさらなる解明が期待される領域です。

第6章

早期発見して重症化を防ぐ——認知症における新しいミッション

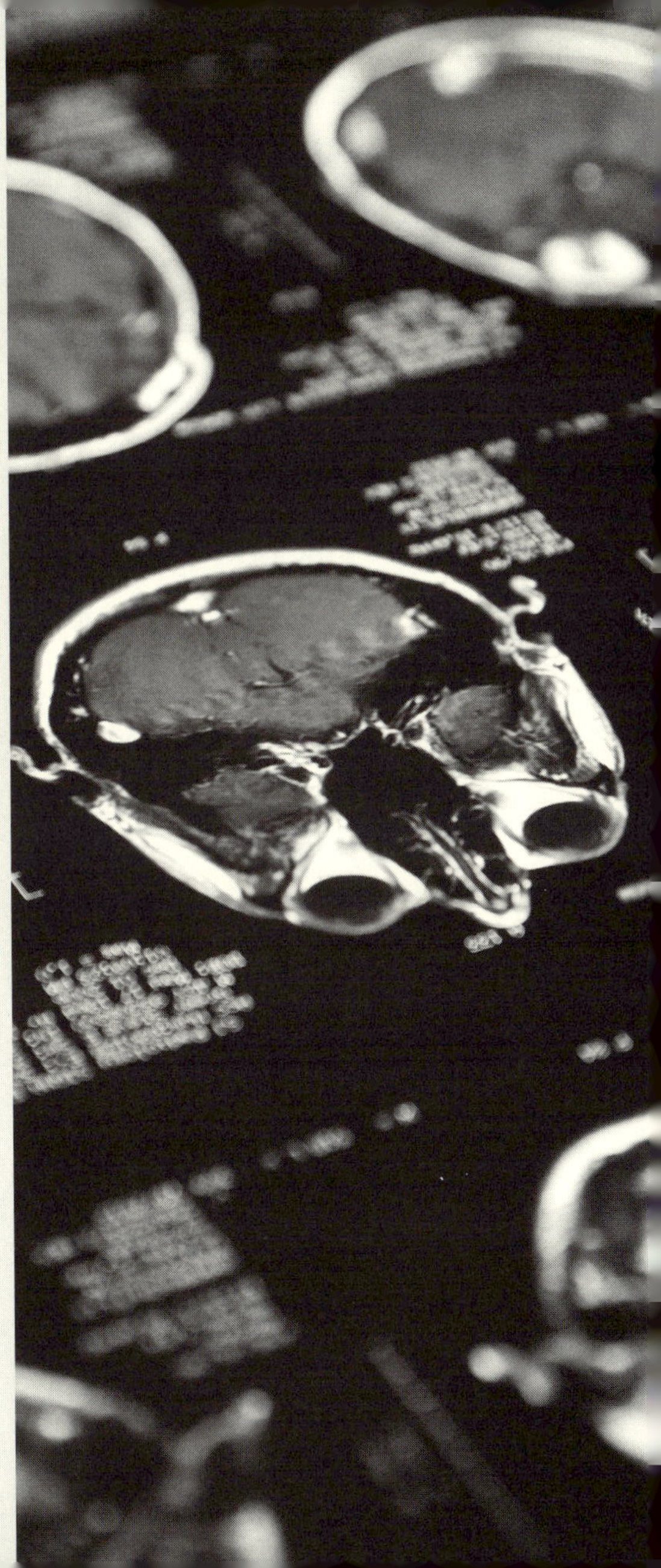

認知症の急増に直面する現代の日本には、〝新しいミッション〟に取り組むべきときが来ています。それは、認知症の「早期発見」と「重症化の予防」です。

認知症やうつ病の増加を目のあたりにして、私はある〝予言〟を想い起こしています。物理学者の都筑卓司氏が四〇年以上も前に書いた『マックスウェルの悪魔』（講談社ブルーバックス、一九七〇年初版、二〇〇二年新装版）の最終章「カタストロフィー」です。

本章ではまず、都筑氏の予言を振り返りながら、脳――特に社会脳を守る視点から、改めて認知症の問題を考えてみましょう。

◆『マックスウェルの悪魔』の予言

一九七〇年に出版された都筑卓司『マックスウェルの悪魔』は、熱力学第二法則（エントロピーは増大する）に対する物理学者・マックスウェルの問題提起を論じた物理学の興味深い解説書です（図6－1）。統計力学という分野を専攻していた都筑氏は同書の中で、驚くべき予言をしていました。

情報の激増が人類を圧殺する――現代社会の情報は熱力学のエントロピーのように無限に増大し、留まることはない、やがて人類を圧殺する、と。

「情報を無理づめすれば……思考的機能は麻痺し、さらには破壊されてしまう」

「紀元二〇〇〇年……文明国では過半数の人間がノイローゼにかかっている」

「二〇五〇年……一九七〇年頃の言葉でいうまともな人間は非常に少ない。（中略）街路を歩きながら突然わめきだす人、いきなり真っ裸になる若者……しかし誰も振りかえってみようとはしない。（中略）自殺者は激増し、肉親殺しなどの凶悪犯罪も日常茶飯事となる」

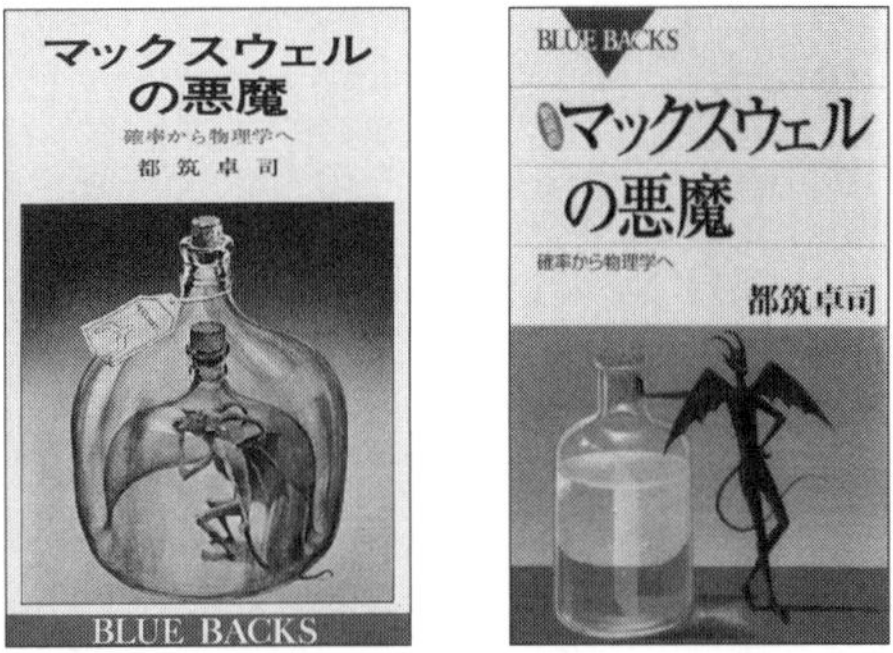

図6-1 都筑卓司著『マックスウェルの悪魔』（講談社ブルーバックス）の初版と新装版

初版（左、1970年刊行）では悪魔（小人）は二重のボトルに閉じ込められているが、新装版（右、2002年刊行）ではボトルの外に出て、水と酒を分離するなど活躍している。新装版が発刊された年に都筑氏は逝去された。都筑氏は「マックスウェルの悪魔」を、滅びゆく人類の救世主として想定していた。


　専門分野をともにするある物理学者の発言を引用しながら、こうも語っています。

「人類の寿命は、あと二〇〇年から三〇〇年くらいではないかと思う」

　情報の激増が思考機能を麻痺・破壊するという都筑氏の指摘に、私は「なるほど！」と思ってしまいます。情報の増加は労働の複雑化、労働時間の増加、睡眠・休息の減少、生活の不規則化、ネット依存、ストレスの増大などを伴い、人間の精神を疲弊させている可能性をつとに感じているからです。

四四年前の都筑氏の予言は、うつ病の増加として現実化したと指摘されていますが、私はそこに「認知症の増加」も加えるべきだと考えています。私たちの生きる社会が〝健全な社会〟であり続けることを願って、認知症とその予防について考えてみたいと思います。

① 認知症とその予備軍を早期発見しよう!

◆なぜ増えているのか?

厚生労働省は二〇一一年度から毎年、認知症患者数の推計値を発表してきました。二〇一一年度では、認知症の患者数が二〇〇万人を突破した、と書かれています。ところが、その翌年には三〇〇万人を超えていると発表し、さらに二〇一三年度には認知症の患者数が四六〇万人を超え、その予備軍も四〇〇万人超であると公表しました。

介護保険の資料をもとに計算されていた認知症の人の数は二〇〇万~三〇〇万人でしたが、研究者による実際の調査に基づく推計では大幅に増加したのです。驚くような激増ぶりではありますが、この数字には、私たち現場で医療や介護に携わっている者が抱いている実感との食い違いはありません。それぞれが担当する地域社会には、実にたくさんの認知症の人とその予備軍の人がいらっしゃると感じています。

「認知症＋予備軍」が八〇〇万人を超え、まもなく「認知症一〇〇〇万人時代」が到来する——その覚悟をもたなければならない時代です。日本の総人口は減少し始めており、遠からず一億人程度になるでしょう。そのときには、「認知症＋予備軍」は一〇〇〇万人を超えているでしょうから……、日本人の一〇人に一人、実に国民の一割が認知症という現実が眼前に迫っているのです。

認知症が増加している背景には、「認知症を増加させる病気」と「認知症を増やす生活様式」が拡散しているという現実があります。第一に、生活習慣病です。高血圧症と糖尿病が、その代表格です。どちらも日本人に多い病気で、高血圧のある人はない人に比べ二〜三倍、認知症になりやすく、糖尿病をもつ人はもたない人に対して二倍程度、認知症になりやすいと言われています。

きちんとした疫学的調査によって、こうしたデータが示されています。糖尿病の場合には、「糖尿病性認知障害」という新しい言葉も検討されているほど深刻です。糖尿病のタイプ（一型か二型か）は、現時点では無関係と考えられています。

次に、うつ病の増加です。うつ病に罹った人は罹患歴のない人と比較して、認知症になる危険性が二～三倍高いというデータが出ています。

うつ病増加の要因としては、さまざまな社会的問題が示唆されています。長い不況が続いてきた日本では、リストラが猛威をふるって非正規雇用が増え、「働くルール」が失われ、中高年世代は独特のストレスと生活苦・貧困にさらされています。この世代でうつ病やアルコール依存症などが増加しており、それがさらに認知症を増加させているものと推測されます。

日本の社会では、食生活から働き方まで、認知症の増加を後押しするような変化が顕著に進んでいると感じざるを得ません。運動不足や睡眠不足、雇用などに対する不安感の増大、高カロリーな食事やアルコール摂取の増加……、改めて見直さなければならない問題が多々あります。

◆〝予備軍〟の正体――「軽度認知障害」とは何か？

先ほどから本書でも使用しているように、最近になって「認知症予備軍」という言葉を耳にする機会が増えてきました。認知症の予備軍とは、「軽度認知障害」（軽度認知機能障害）と診断された人たちのことを指します。

軽度認知障害とは、認知症の〝前段階〟のことで、認知症を早期発見するために考えられた状態像です。前述のとおり、厚生労働省は二〇一三年度、軽度認知障害を認知症予備軍としてその推計値を公表し、四〇〇万人を超えているとしました。これら軽度認知障害の人々を認知症へと移行させないような対策が急がれます。

英語の頭文字を取ってMCI（mild cognitive impairment）とも表現する軽度認知障害は、次のような四つの状態を示す人を対象としています。

①物忘れがあり、それを本人も自覚している
②周囲の人から「物忘れがひどい」などの指摘がある
③記憶検査などで記憶障害がある
④記憶以外の脳機能（判断力、見当識、会話能力など）は正常で、日常生活は独力でできる（仕事上は多少の支障が出ることがある）

すなわち、軽度認知障害とは「物忘れとそれに伴う若干の問題を抱える人」のことで、記憶障害以外の症状はないということになっています。現代社会では、物忘れに悩む人が実はたくさん存在することが指摘されています。二〇～三〇代の人たちへのアンケート調査で、「人の名前を忘れる」が一六％、「パスワードを忘れる」が一五％、「今日の曜日を忘れる」一五％、「出かける時財布を忘れる」七％などとなっています。若い世代でも「物忘れ」を気にする人が確実に増加しています。

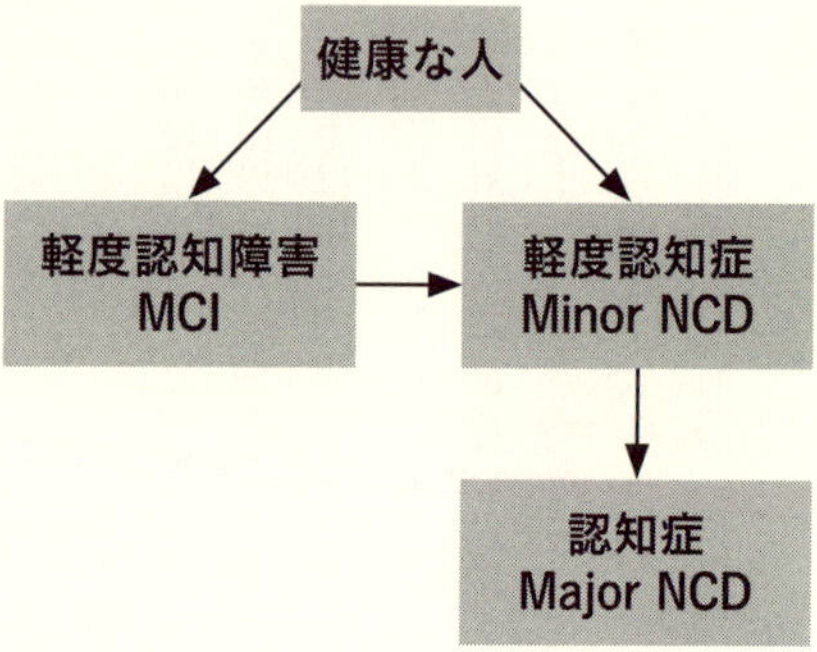

図6-2 認知症への道
健康な人が認知症になるときの経過を示した。

軽度認知障害は、このような物忘れ現象がややひどくなって固定化した状態であり、特別なものではありません。病気ではなく、病気の早期症状かもしれないといったものです。その場合、認知症以外の病気、たとえばうつ病や慢性過労、甲状腺機能低下症などが含まれている可能性があります。甲状腺機能低下症は、体のエネルギー利用が低下するために、低体温や精神活動の低下、無力感や感覚機能の低下（聴力、視力、皮膚感覚などが低下する）などが生じる病気です。

軽度認知障害を放置すると、五年以内に過半数の人が認知症に移行する危険性をもっています。その一方で、まったく悪化することなく、正常な状態に戻る人もいると考えられています。また、将来認知症に移行しそうな軽度認知障害の人でも、適切な予防法を実施することで相当程度それを阻止できると考えられています。物忘れを自覚し、悪化・固定化する危険性を感じたら、「軽度認知障害」の可能性を考えて早めに診断を受けてください。

ところで、やがて認知症になる人は、必ず軽度認知障害の段階を経るのでしょうか？　実はそうではありません。軽度認知障害は、主にアルツハイマー型認知症の前段階であることが多く、他のタイプの認知症では軽度認知障害を経ずに発症する人がたくさんいます。特に、前頭側頭型認知症ではその傾向が顕著です（図6－2）。

◆認知症にも「メジャー」と「マイナー」がある

最近、認知症という病気を「メジャー（major）」と「マイナー（minor）」の二つに分けて扱うことが提唱されました。米国精神医学会による提案です（『DSM－5』二〇一三年）。内容的には、メジャーが従来の認知症に相当し、マイナーは「軽度認知症」という新たな考え方を提案したものと言えます。マイナーな認知症＝軽度認知症に焦点を当てた診断と治療を強調する意図があります。そこでは、社会脳の働きの軽度な障害の姿も明らかにされています。「軽度認知症」は今後、かなりの注目を集める概念になると予想されます。

先に紹介した軽度認知障害も含め、今後は認知症という病気を、次の三段階の形でみていくことになるでしょう（図6－2参照）。

軽度認知障害（mild cognitive impairment：MCI）
↓
軽度認知症（minor neurocognitive disorders：Minor NCD）

←
認知症（major neurocognitive disorders：Major NCD）

健康な人が予備軍にならないように、そして予備軍の人が認知症本隊へ入らなくてすむように、さらには軽度認知症が認知症に進行しなくてすむように、各段階をふまえた予防策の実行が大切になります。

◆マイナーな認知症とは？

似通った名称ではありますが、「軽度認知障害」（ＭＣＩ）と「軽度認知症（マイナーな認知症）」（minor NCD）とは明確に異なります。軽度認知障害はあくまでも認知症の前段階であり、マイナーな認知症（軽度認知症）は認知症の早期、初期の軽い段階を意味します。

『ＤＳＭ－５』では認知症と診断するための六つの認知機能を取り上げていることを、第２章で説明しました（84ページ参照）。この六つの認知機能の障害に関して、「マイナーな障害」がどのようなものかを例示しています。認知症の早期診断、軽度な状態での診断に役立ちますのでご紹介しておきましょう。

▼学習と記憶の障害では、新しいことを学習しても覚えられない、最近の出来事を語れない、メモやカレンダーの利用が増え、リマインダー（あらかじめ指定した日時に、電子メールやアラ

ーム音などで予定を通知するスマートフォンなどの機能のこと）の活用も必要になります。同じ人に二〜三週にわたって、同じことを繰り返し質問します（たとえば、すでに何回も返答ずみなのに「あの資料を読んだかね？」と繰り返し聞く）。請求書の支払いが終わっているかどうかも、わからなくなります。

▼言語の障害では、言葉選びが難しくなり、固有名詞や知人の名前などが不確実となります。ふだんは使わない特別な言葉（敬語やスラングなど）を、日常的に使用したりします。文法的なミス（微妙な省略、不適切な使用など）が認められるようになります。

▼実行機能の障害では、「多目的な課題をこなす仕事でエラーやミスが増える」「電話や訪問客などによって中断されると仕事の再開が難しい」といった状況が認められます。決断や計画づくりなど、努力を要する物事があいまいになっていきます。規模が大きく社交的な集会などへの出席が負担になっていきます。

▼注意の障害では、「通常の仕事が長くかかる」ようになります。「初歩的な課題でミスがあり、仕事ではダブルチェックが必要な状態」となっています。思考はより単純になっていきます。

▼知覚―運動機能（視覚構成認知など）の障害においては、方向を決めるために地図を必要とするようになり、新しい場所へ行くのに乗り換え手順や地図を書き込んだメモの使用が必要となります。集中度が低いときには迷うことがあります。駐車の際、定められたスペースにクルマ

がきちんと収まらないようになり、空間の認識が大切な仕事——木工や組み立て、裁縫や編み物では特別な努力が必要となります。

▼社会的認知の障害における軽度なものとしては、「相手の態度やふるまいが微妙に変化しているのに、それに気づかない」「顔などの表情を用いた合図に気がつかない」などが挙げられます。アイコンタクト（目くばせ）による意思疎通が図れなくなり、顔や表情、ジェスチャーを用いた合図が通じにくくなります（161ページ参照）。

◆各タイプ別にみた軽度認知症の特徴

アルツハイマー型認知症や前頭側頭型認知症、レビー小体型認知症の各タイプ別における、軽度認知症（マイナーな認知症）段階の症状を以下にまとめます。

▼アルツハイマー型認知症における軽度（早期）の状態は、新しいことを覚えられない、最近の出来事を思い出せないなど、「記憶と学習の能力が下がる」ことが特徴です。また、症状は「ゆっくりと確実に」進行します。家族など、いつも接している人からすると、日に日に状況が変わるため、「進行していないように感じる」ことが特徴として指摘されていないない期間がないように感じる」

▼前頭側頭型認知症では、物忘れ症状があまり目立たないうちに「人柄の変化」が出てくること

が特徴です。まわりの人に関心をもたず、話しかけられても生返事や気持ちのこもらない対応が返ってきます。やさしく気遣いのできていた人でも、話し方や態度が徐々に粗暴になっていきます。

▼レビー小体型認知症では、物忘れ症状が目立たないうちに抑うつ症状（何に対しても喜びを感じず、意欲の乏しい状態）や無意欲状態が現れます。また、この病気に特徴的な「幻視」が早くから現れます。幻視では、実際には存在しない人や小動物がリアルで生き生きと認められ、ストーリーを構成することもあります。しばしば認められる幻視は、「窓から狐が入ってくる」「布団の中に人がたくさんいる」などです。症状の強弱が一日のうちで変動することも特徴です。たとえば、午前中は元気だったのに午後はボーッとして返事もきちんとしてくれない、夜にはまた元気になって返事をしてくれるようになる、といった変化です。

お気づきのように、前頭側頭型認知症とレビー小体型認知症の二つの病気は、物忘れ（記憶障害）があまり目立たないうちに、それぞれの特徴的な症状（人柄の変化、幻視）が出現します。この二つの病気では、軽度認知障害（ＭＣＩ）を経由せずに軽度認知症を発症することが稀ではありません。

これからの認知症の啓蒙活動においては、軽度認知障害（予備軍）と、軽度認知症（マイナーな認知症）の知識の普及が大切です。

◆早期診断の意義と方法——脳SPECTの新展開

軽度認知障害や軽度認知症（マイナーな認知症）の診断、すなわち、「認知症の早期診断」はどのようになされるのでしょうか？　臨床症状をもとに診断することが基本となりますが、最近では新たな検査法も登場しています。

第一は、脳SPECTです。脳の血流を画像化する脳SPECTは、マイナーな認知症の検出に有用ですが、軽度認知障害の診断にも有意義であることがわかってきました。すなわち、脳血流SPECTによって、将来認知症に進行しそうな軽度認知障害を診断することが期待されています。

図6-3に、軽度認知障害の人の脳血流SPECTを示します。症状はごく軽い物忘れがあるのみで、生活はすべて自立しています。しかし、脳血流SPECTでみた脳の状態は、すでにアルツハイマー型認知症に近いパターン（両方の頭頂葉の血流が低下している）を示しています。近い将来、アルツハイマー型認知症に移行する危険性が高いと考えられ、薬物治療が必要であることを示しています。

二〇一四年一月、脳SPECT用の新しい薬剤「ダットスキャン（DATスキャン）」が健康保険の適用を受けて発売になりました。DATとは、ドパミントランスポーターの略で、分泌さ

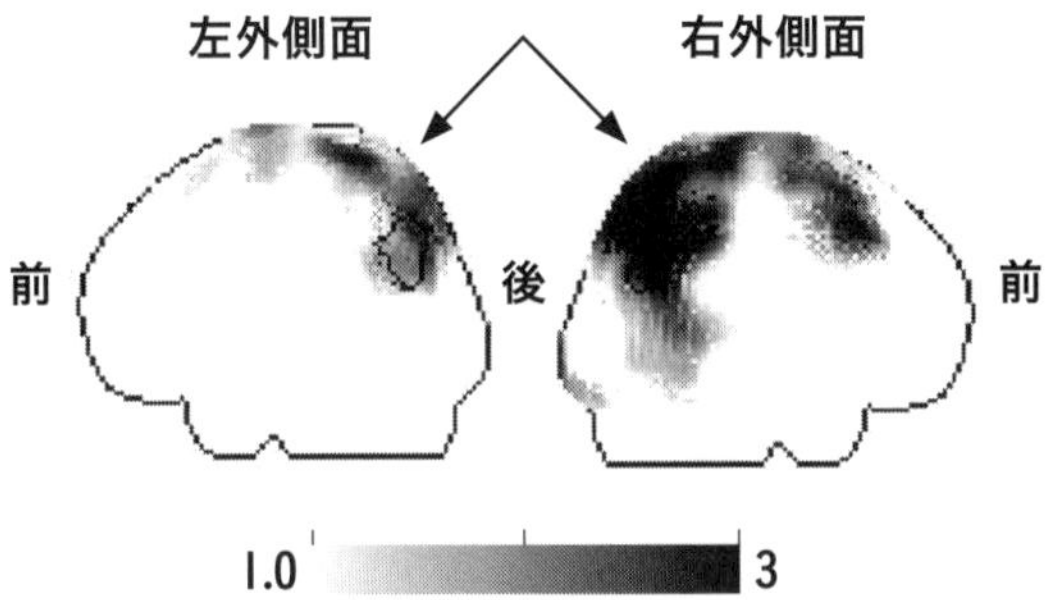

図6-3 軽度認知障害の脳SPECT
見方は図1-1に同じ。典型的なアルツハイマー型認知症の血流低下パターン(両側頭頂葉の血流低下→)を示している。しかし、症状は軽く、認知症とは診断されない。こうした例では将来、アルツハイマー型認知症へ進行する危険性が高いと推測され、薬による治療を開始する。

れて余ったドパミンを再取り込みするタンパク質です。DATスキャンは、それを画像化します。

ドパミンは喜びや感動、歓喜や興奮の神経回路で活動しています。ドパミンの過剰分泌は妄想や幻覚を起こすことが示唆されており、逆に、分泌能の低下は感情の鈍麻や引きこもりなどに関係していることが注目されています。

ドパミンによる神経の伝達は、中脳から線条体を経て前頭葉などにいたります。DATの脳内分布は、間接的に脳内でのドパミン代謝を反映しています。DATスキャン画像は、ドパミンの脳内代謝の一端を画像化したもので、診断的価値が高いと言えます。

DATスキャン脳SPECTに期待されるのは、レビー小体型認知症の早期診断です。レビー小体型認知症は近年、患者数の増加が指摘されて

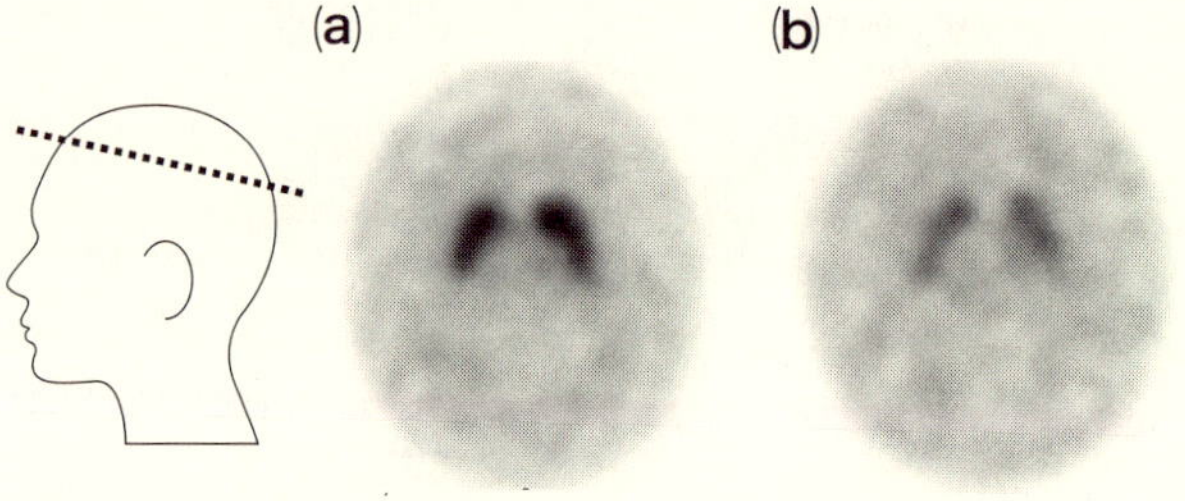

図6-4 DATスキャン脳SPECT

(a)正常像(75歳の女性)。線条体にきれいに集積し、線条体への集積率(SBR)は6.13(正常値5.0以上)である。

(b)レビー小体型認知症(72歳の女性)の画像。線条体への集積率が低下し、SBRは3.72でレビー小体型認知症と診断された。

おり、アルツハイマー型認知症に次いで数が多いことから「第二の認知症」と呼ばれています。一般に、早期診断が難しいと考えられてきた病気でもありました。

諸外国の研究結果からは、DATスキャン脳SPECTの導入によって、レビー小体型認知症の正確な診断率は八〇～九〇％にまで向上し、早期診断も可能になることが期待されます。図6-4に、DATスキャン脳SPECTで診断したレビー小体型認知症の画像を示します。

血液検査による認知症の診断法の進歩も、最近の話題の一つです。アルツハイマー型認知症は脳内に「アミロイドβ」というタンパクが沈着する病気ですが、脳内へのアミロイドβの沈着が起きると、血液内にもごく微量のアミロイドβが入り込みます。血液検査によってそれを検出する方法が進歩し、近い将来、実用化できることが期待されています。

②　認知症の予防①——仕事と働き方、夫婦関係

◆認知症をどう防ぐか

認知症の原因の多くはいまだ不明ながら、認知症の進行を「促進する因子」（クルマでいうアクセル）、「防御する因子」（同じくブレーキ）はかなり解明されてきました。

認知症を悪化させる因子は、次のものです。

▼社会的活動への不参加、家庭内での引きこもり
▼過度のアルコール摂取
▼高カロリー・高脂肪な食事、運動不足
▼生活習慣病（高血圧、脂質異常症、糖尿病など）
▼高度なストレスの持続、うつ病
▼喫煙

一方、認知症を防ぐ可能性のある事項は次のとおりです。

▼ウオーキングなどのゆっくりとした運動を日常的に行う
▼四〇〜六〇歳での生活習慣病の治療
▼知的余暇活動、社会的活動、人との交流への積極的な参加
▼ポリフェノールの摂取（緑茶、ナス、コーヒー、トマト、カレースパイスなど）
▼不飽和脂肪酸の摂取（イワシなどの魚、オリーブオイルなど）
▼十分な睡眠、慢性的な過労の予防

これら各項目は、一般的な健康法とほぼ重なっていることに気づきます。生活の中でぜひ実行してみてください。

最新のトピックスとして、認知症予防食に関する研究が進展しています。九州大学大学院医学研究院・清原裕教授らの研究で、認知症の予防食を継続して摂取すると発症リスクが三〇％以上減少する可能性があることが指摘されました。認知症予防食として推奨されている食品は野菜、海藻、魚介類、大豆製品（豆腐、納豆など）、乳製品などです。

また、「お酒の飲みすぎをやめる」ことを強調したいと思います。飲酒について書かれたパンフレットなどで「適量を守ろう」「飲みすぎに注意」と呼びかけていても、意外に適量の「量」が書かれていないものです。適正飲酒とは、「純粋アルコール量で二〇グラム程度」が目安であ

り、ビールなら五〇〇ミリリットル程度、日本酒なら一合程度です。特に、若い人たちが過度の飲酒で将来アルコール性認知症などになったら社会の損失です。ぜひとも気をつけていただきたいと思います。

本節では、「仕事と認知症」「夫婦関係と認知症」などに焦点をあてて、話を進めます。

◆働き方の改善を！——仕事そのものが生活習慣病の原因に

高血圧や糖尿病が、認知症と深い関係にあることを先に述べました。高血圧や糖尿病などの生活習慣病の治療や予防では、生活習慣を改善することが大切です。

生活習慣の改善というと、かねて食事・食べ物、嗜好品（酒、タバコなど）、趣味、休日の過ごし方などが問題にされてきました。ところが最近、吉中丈志医師（京都民医連中央病院院長）は『仕事と生活習慣病』（幻冬舎経営者新書）の中で、「生活習慣病の原因として最も影響があるのは仕事そのものである。趣味や時間外の過ごし方ばかりに目を注ぐのではなく仕事の在り方そのものを改善する必要がある」と主張しています。

私自身も、現代の日本では仕事の大変さ、時間外労働の長さ、ノルマの厳しさ、人間関係の複雑さなどが健康を害する原因であることを問題視してきました。健康を壊さずに働くために何ができるのか？　——吉中医師が提案している事項を参考に紹介させていただきます。

▼夜間勤務の廃止・軽減：不必要な夜間勤務は廃止し、病院など、システム上必要な夜間勤務は、勤務のシフトを改善して体が無理なく夜間労働に慣れるような形態（正循環勤務）をとることを提案しています。正循環勤務とは、日勤→準夜勤務→二四時間空けて深夜勤務というサイクルです。生活リズムを壊す要因となる夜間勤務にはさまざまな問題がありますが、近年では、女性の乳がんの増加などの原因とされています。

▼労働時間の制限：滅私奉公の日本社会的な慣習から脱し、適切な労働時間の短縮を提案しています。ブラック企業の行きつくところは、労働者の健康障害です。吉中医師は労働の適正化と、労働が人を育むものとなることを訴えています。また、過労死の根絶を主張しています。

▼生きがい、働きがいのある仕事へ：「健康のために働く」という発想で働ける社会が提案されています。職業別に労働実態を論じている吉中氏の著書では、一般にはあまり知られていない職業の労働実態も明らかにされています。たとえば、研究者です。日本の発展を支えてきた研究開発を担う研究者の労働実態のひどさ、身分の不安定さには愕然とさせられます。近い将来、研究者になろうという若者がいなくなるのではないかと危惧されるほどです。また、過労死が発生している教師や医師などの労働実態にも触れています。類書ではあまり触れられてこなかった職種であり、健康状況との関係が注目されます。

認知症の増加を抑えるためにも、生活習慣病を予防するうえでも、吉中医師の提案を全面的に支持するものです。

◆軽度認知障害、軽度認知症と仕事の継続

現実の社会においては、仕事はつねに〝理想的な形〟であるわけではありません。仕事が健康を壊す原因になることもあれば、健康を保つために有意義である場合もあります。仕事と健康の関係が単純ではない点は、実に悩ましいところです。

軽度認知障害や軽度認知症になったとき、仕事にはどう対処したらいいでしょうか？　医師は通常、仕事をもっている人に認知症が疑われる際、なるべく仕事を継続するよう患者さんや家族に伝えます。仕事を辞めることで生活が激変し、意欲のない状態に陥ったり、認知症が悪化したりすることがあるからです。

生活の急激な変化を避け、病気になったことを自覚し、今までどおりには働けないことへの心構えをしっかりもって、規則的な生活を送ることが大切です。仕事を辞めるにしても、きちんと納得して辞めることが大切です。

仕事を続けるためには、患者さん本人が自身の問題点をある程度自覚しておくことが重要です。記憶テストや知能テストなどの結果をしっかり伝え、知能の中でも、特にどういう部分が衰えているのかを認識してもらう必要があります。

仕事で失敗を犯すと、自信を失って大きな精神的ダメージを受けます。仕事の失敗が職場全体のダメージにならないよう、同僚の人たちをはじめ関係者に現在の状態を「説明」しておくことも必要です。記憶障害を補うよう「メモを取る」「カレンダーを利用する」「アラームを利用する」「リマインダーを利用する」などを勧めます。ただし、新たなことを学習・記憶する能力は低下していますので、以前から理解しているツールを利用することが基本になります。

仕事がその人の健康や精神を害していると判断したときには、退職を勧めることもあります。私自身の経験では、軽度認知障害の人に仕事を辞めるよう助言したことが一度だけあります。

その方の仕事は、地方議会の議員でした。多くの人からたくさんの要望が寄せられるうえ、いつもニコニコしていなければなりません。選挙区にいる間中、気の休まらないストレスの多い仕事です。記憶の障害の程度はごく軽微で、仕事を継続すること自体は不可能ではありませんでしたが、ストレスの多さを考慮して、議員を辞するようアドバイスしました。

仕事を継続することは理想的ではありますが、継続だけが絶対ではありません。ストレスの多さや精神的負荷のかかり具合を考慮しながら、医師は仕事継続の適否を判断します。仕事で強いストレスを受けていた人が、離職することで表情が明るくなり、物忘れ症状が改善することも稀ではありません。そのような例を体験するたびに、仕事によるストレスの強さを実感させられます。

仕事は、認知症を悪化させる原因になることもあれば、認知症の進行を防ぐ役割を果たすこともある二面的な存在です。辞める／辞めないを単純には決められないケースが多いと思われますが、日頃から良いかかりつけの医師をもって、気兼ねなく相談できる環境を整えておきましょう。

◆夫婦関係の良し悪しが認知症に影響？

寿命が延びるのに伴って、夫婦関係の継続期間も延びてきました。これまでは、金婚式（五〇周年）が迎えられれば素晴らしいことでしたが、最近ではダイヤモンド婚式（六〇周年）やプラチナ婚式（七〇周年）も知られてきました。ちなみに、七五周年は「金＋ダイヤ婚式」、八五周年は「ワイン婚式」と呼ぶのだそうです。夫婦そろって、笑顔で長寿を迎えられるのはうれしいことです。

ところで、長寿社会においては、夫婦の一方にのみ物忘れ症状が現れることも稀ではありません。認知症にいたるほどではなく、軽度認知障害レベル（長谷川スケールで二五点前後）であっても、夫婦関係に暗い影を落とすことがあります。妻に物忘れ症状が現れると、それを強く非難する夫がいます。

「同じことを何回訊くんだ、このアホッ！」

「何で家にある物をまた買ってくるんだ、バカモン！」

もはや暴言と言えるレベルの強い調子で詰問する人もいます。妻は強い緊張状態に追い込まれ、怯《おび》え、畏縮し、病状はますます悪化するでしょう。

他方、聡明で優しかった自慢の夫に物忘れ症状が出てくると、妻は衝撃を受けます。嫌がる夫に、計算ドリルや脳トレを無理強いする例もあります。夫が計算ミスをすると、「どうしてこんな簡単な計算もできないの」とプレッシャーをかけます。毎日のように、「軽い運動は脳にいいというから散歩してきなさいよ」などとけしかけることもあります。このような状況に置かれた夫もまた、過緊張と不快感に襲われ、病状を悪化させるでしょう。

過緊張や攻撃にさらされる環境下では、認知症は悪化します。症状を進行させる要因は意外にも、家庭や夫婦関係の中にたくさんひそんでいるのです。人生の終盤で夫婦関係が破綻するのは、寂しいことです。また、夫婦間のあり方で認知症が悪化するとしたら残念なことです。

家庭や夫婦関係の中で認知症を予防する秘訣は三つあり、「安心」「穏やか」「前向き」です。物事を無理強いせず、日常生活も遊びも夫婦で楽しく行うことが大切です。相手がどんな症状を示しても受け入れ、それを理由に攻撃的な態度をとったり、問い詰めたりすることは厳禁です。

③　認知症の予防②——運動療法とリハビリ

◆認知症の予防法として認められた運動療法とリハビリテーション

認知症を予防する対策としては、運動療法が「科学的根拠があり、行うよう勧められる」と認定されています（『認知症疾患治療ガイドライン２０１０』）。ここでいう運動療法とは「有酸素運動療法」のことで、ゆっくりとした、息の上がらない運動を毎日、四〇〜五〇分行うというものです。

ウオーキングや軽いジョギング、体操などがこれにあたり、たまに行く山登りやゴルフといった運動のことではありません。自宅の近所で、特別な道具や設備を使わずに毎日できる運動を指しています。有酸素運動を長期間（数ヵ月以上）行うことで、認知症の発症リスクは三〇％程度低下すると考えられています。

認知症を予防する——この目的に最も力強く応えてくれる方法が、運動療法です。現代の日本社会は〝運動不足社会〟であり、認知症の増加が著しいことと関連があるように思われます。ウオーキングなどの運動が、多くの人々のあいだに普及することを願うものです。

『認知症疾患治療ガイドライン２０１０』以降、認知症の治療・予防法として有効性が期待されるリハビリテーション法が数多く発表されています。まず、「認知症短期集中リハビリテーション」共同研究（責任者：鳥羽研二教授）です。

運動療法（ウオーキング、階段昇降など）や学習療法（音読、計算ドリルなど）、作業療法（折り紙やクラフトワーク、手芸、個人音楽療法など）、個人回想法、現実見当識訓練などを組み合わせた訓練法で、認知機能改善効果が証明されました。運動療法を基礎に、さまざまな方法を組み合わせたところに価値があると推測されています。

医療・医学の分野では、科学的根拠に基づく推奨グレードが五段階用意されていますが、この訓練法は近い将来、「科学的根拠があり、行うよう勧められる」推奨グレードＢに認定されると思われます。

音読や計算などの学習療法は、「脳活性化トレーニング（脳トレ）」として注目されていますが、組み合わせリハビリ法の一つとして活用するとより有用と考えられます。

作業療法は、訓練を受ける人の希望をもとに内容を決めることが推奨されます。手芸や工芸、料理や裁縫、音楽や絵画、園芸やレクリエーション、囲碁・将棋・麻雀など、広範囲なメニューから選択して実施されるべきで、特定のものを押しつけることは逆効果とされています。家屋を改造するなどの大掛かりな作業療法を通して、認知症予防効果を実証した「安心院《あじむ》プロジェクト」（福岡大学＋役所）も示唆的な研究です。

ミーティングを利用した治療法として、思い出を語り合う回想法、その日一日のようすを語り合うお茶会（一日の生活を改めて実感することで見当識の訓練となります）などが行われます。

運動療法を中心とする認知症リハビリテーションには、大きな期待が寄せられている一方、現行の制度下では若干の矛盾に突き当たっています。介護における認知症リハビリテーションが前進している反面、医療における認知症リハビリテーションがさまざまな制約を受けている実態があるからです。

介護分野では、先に紹介した「認知症短期集中リハビリテーション」が介護保険サービスに組み込まれ、老人保健施設などで実施されています。しかし、医療の分野ではリハビリテーションの対象疾患として認知症が認められていないのです。現行の健康保険では、認知症やアルツハイマー病などの病名ではリハビリ訓練を提供できないしくみになっており、多くの病院では高次脳機能障害などの病名のもとで細々とリハビリを施行しているのが現実です。

認知症が急増しているわが国において、認知症の重症化予防策としてのリハビリテーションを充実させることはきわめて重要な課題です。病院でのリハビリテーションの対象疾患として、認知症が加えられることを切に願っています。

◆運動療法——私自身の経験から

実は、私自身が運動療法を実践しています。認知症予防のためではありませんが、二〇一三年の冬に思わぬ病（心筋梗塞）に襲われたことで、心臓リハビリテーションとしての運動療法を始めました。運動の内容は、認知症予防などで行われるメニューとほとんど変わりません。

入院してステント手術を受けた夜、主治医と理学療法士が病室を訪ねて来られました。軽負荷の運動療法で高血圧が改善し、動脈硬化の進展が抑えられること、ステントやバイパスの閉塞予防にも有用であることが説明されました。いただいた資料には運動療法で動脈硬化が改善し、動脈の狭い部位が広がっている写真がついていました。とても新鮮で感心したことを鮮明に覚えています。

翌日から、病院の心臓リハビリ室で理学療法士の指導のもと、運動療法を開始しました。まず、ストレッチを中心とした準備体操をします。次に自転車こぎです。ルームランナーでウオーキングも行いました。約一時間ほど運動をすると、なんと気分のいいことでしょう。びっくりしました。

退院後はフィットネスクラブに入会し、理学療法士から教わった内容で運動を続けています。基本は、「心拍数が一一〇を超えない範囲の負荷で運動をする」というものです。ジョギングや

図6-5 心肺運動負荷試験
マスクをつけて呼気の二酸化炭素濃度を測定しながら、自転車こぎを行う。ペダルの重さは徐々に重くなり、全力でこぎながらヘトヘトになるまで続ける。その結果、図6-6に示すグラフができる。心臓リハビリテーションの効果判定が可能である。また、アスリートのトレーニングの効果判定にも活用されている。（被験者は筆者）

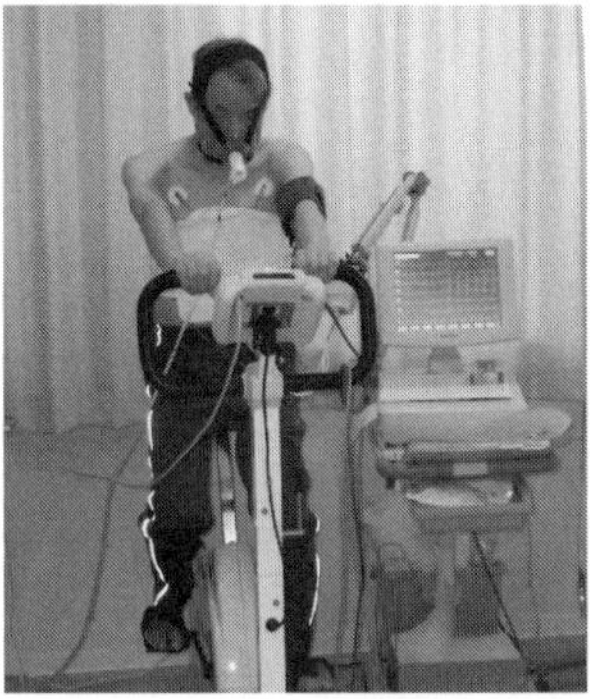

水泳などは心拍数が一四〇を超えてしまうので、当面は禁止です。週に四回以上を目安に通っています。

私の運動は、「準備体操二〇分」「自転車こぎ二〇分」「ウオーキング二〇分」で、消費カロリーは一五〇～二〇〇キロカロリー程度の軽いものです。しかし、これが大きな効果をもたらしました。

運動を開始してまもなく、心肺運動負荷試験という検査を受けました（図６－５）。心電図、血圧、呼気中の酸素と二酸化炭素を計測しながら、自転車こぎをします。運動負荷は徐々に強まり、限界までこぎ続けます。心臓・肺・筋全体の運動耐容能を評価する検査です。

結果はいくつかの数値で示されますが、図６－６に示す「嫌気性代謝閾値（ATポイント）」が最も大切です。私の場合は、年齢基準値対比で八三％でした。つまり、同年代の男性の八三％の心肺機能であるという結果です。運動を継続して四ヵ月後にふたたび心肺運動負荷試験を受けると、驚いたことに年齢基準値対比一一六％と、大幅に改善していました。

低負荷な自転車こぎは当然、有酸素運動ですが、徐々にペダルが重くなって負荷が高まり、全力でこぐようになると、無酸素運動へと移行していきます。この、有酸素運動から無酸素運動への分岐点が嫌気性代謝閾値（ＡＴポイント）です。ＡＴポイントが高いことは、有酸素運動の幅が大きく、運動耐容能が高いことを意味します。ＡＴポイントが高まらないと、運動負荷アップの許可は出ません。

ある運動が有酸素運動なのか、無酸素運動なのかということは、その運動をする人の能力によって違ってきます。ゆっくりと散歩する程度でも、長期間寝たきりで過ごしてきた人にとっては

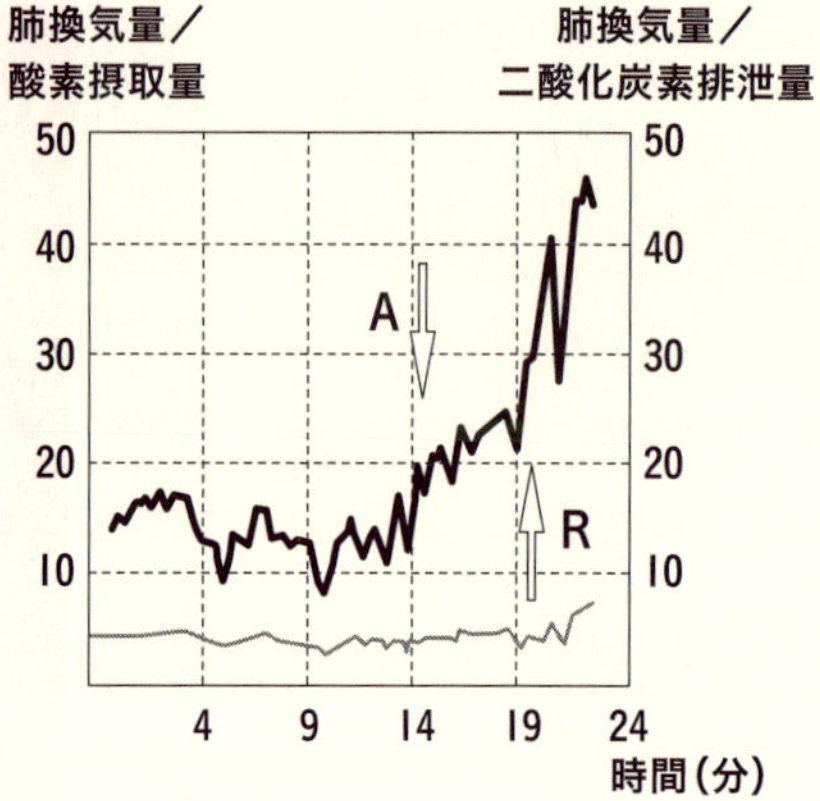

図6-6 心肺運動負荷試験中の呼気中二酸化炭素濃度
二酸化炭素が上昇し始めるポイントが「ATポイント」（嫌気性代謝閾値、Aで示している）である。この値が右に移動していくと、運動耐容能が高いことを示す。Rで示したのは「RCポイント（呼吸性代償開始点）」＝二酸化炭素が急激に高値になる時点で、運動継続困難なポイントである。アスリートのトレーニングでは、これをなるべく右へ移動させることを目的としている。

無酸素運動に近い大きな負担があるのです。私も、自分のＡＴポイントを上昇させるべく、運動療法を続けていきたいと思っています。

◆広がる運動療法の有効性

運動療法はまず、整形外科疾患の治療法として始まりました。筋力や体力をアップし、転倒予防に役立ちます。腰痛に対する腰椎体操、膝の痛みに対しては大腿四頭筋訓練などが、それぞれ一定程度の効果を挙げています。

運動療法の有効性は次に、内科的疾患に対して広がりました。カロリー消費や末梢血流増加など、さまざまなしくみで肥満や脂質異常症、糖尿病、動脈硬化性疾患、高血圧性疾患の予防や治療に役立っています。私が運動療法を開始したのも、前記のとおり動脈硬化性疾患としての心筋梗塞の再発予防が主な目的でした。ここまでは、しっかりした科学的根拠のある治療法として確立しているのです。

二一世紀に入り、運動療法は認知症やうつ病の予防・治療にも有効であると指摘され始めています。認知症とうつ病は、いずれも脳の病気です。運動療法がなぜ、中枢神経系によい影響を与えるのでしょうか？　気分を高揚させ、爽快感を与えるなどの、単なる精神的賦活効果でしょうか？

人の体や各臓器は、運動時にはホルモンや神経伝達物質を産生・分泌し、化学工場のような役割を担っているという学説が注目されています。たとえば、運動する筋肉からは遊離トリプトファンが分泌されます。遊離トリプトファンはセロトニンの前駆物質で、やがてセロトニンへと移行します。運動によって増加したセロトニンが、抑うつ症状を改善させる可能性が指摘されているのです。現状では仮説にすぎませんが、きわめて興味深い指摘です。

運動は他にも、各種ホルモン（副腎皮質刺激ホルモン、アンドロゲンなど）や神経伝達物質（ドパミン、アドレナリンなど）、神経栄養因子（神経細胞の生存・維持に必要なタンパク質）の分泌を促進します。運動している体では、運動していない体よりホルモンや神経伝達物質が増えています。これらの生理活性物質の作用によって認知症の予防が実現しているという仮説には、大きな魅力を感じます。

リハビリテーションでは、歩行訓練が尿失禁の改善をもたらすなど、予想外の効果を生むことがあります。予想外の効果を「般化効果」と呼びますが、そのメカニズムは不明です。運動時により多く分泌されるホルモンや神経伝達物質の効果で、般化効果がもたらされているのかもしれません。運動時により多く分泌される生理活性物質を、表6－7にまとめます。

近年、学力重視の結果として体育の時間が削減されていますが、そのことがいじめの増加や学級崩壊の遠因になっているとする指摘があります。精神科医であるジョン・レイティらの著書

種類	物質名
ホルモン	副腎皮質刺激ホルモン
	成長ホルモン
	アンドロゲン（テストステロン）
	β-エンドルフィン
神経伝達物質	アドレナリン
	ドパミン
	遊離トリプトファン（→セロトニン）
神経栄養因子	BDNF

表6-7 運動時に増加する生理活性物質
ホルモンと神経伝達物質を兼ねている物質が多く、暫定的にどちらかに分類した。

『脳を鍛えるには運動しかない！』では、体育の時間を増加することによって学校での暴力事件が減少し、学力の向上がもたらされた経験が紹介されています。

運動療法の効果は、どんどん広がっています。今後の研究に大いに期待したいと思います。

◆運動をしよう

最後に、運動をする際の注意点などをご紹介しておきます。

まず、準備運動をしましょう。一〇〜一五分ほど、ストレッチを中心に行います。ＮＨＫのラジオ体操を思い出して、準備体操をしてください。さらに、爪先立ちを二〇〜三〇回、スクワットを五回ほど行います。

いよいよウオーキング（歩行、散歩）です。三〇分くらいをメドに歩きます。心もち早歩きをしてください。最近は「歩きながら暗算をする」ことなどが注目されていますが、外を歩くときには歩行に集中したほうが安全です。

持病のある人は、脈拍や息切れなどに気をつけながら歩きます。私の場合は、心臓の病気を抱えているため、脈が一分間に一一〇を超えない程度の運動にとどめています。肺に病気のある人は、息切れしない程度に抑えることが大切です。運動終了時には、ふたたび軽い体操をして終わります。一日の運動時間は四〇分程度をメドとしましょう。

夏の暑い時期には、気温が低めの朝方、または夕方に運動を行ってください。水分補給は必須で、日中に外で運動する場合には三〇〇ミリリットル程度を補給しましょう。私は室内で運動していますが、一時間の運動で約二〇〇ミリリットルの水分を飲んでいます。

「運動すると腰や膝が痛くなるので運動できない」という人がけっこういます。腰や膝に体重がかかると痛みが出るという人には、腰や膝に体重がかからないようにする運動の仕方がありま す。「レジスタンス（抵抗）運動」と呼ばれる運動で、図6－8に示すように、体重負荷を避ける姿勢で脚やお尻を持ち上げて保持します。

(a) イスに座って、ももを持ち上げます（片脚ずつ、一回一〇秒間を五回）。

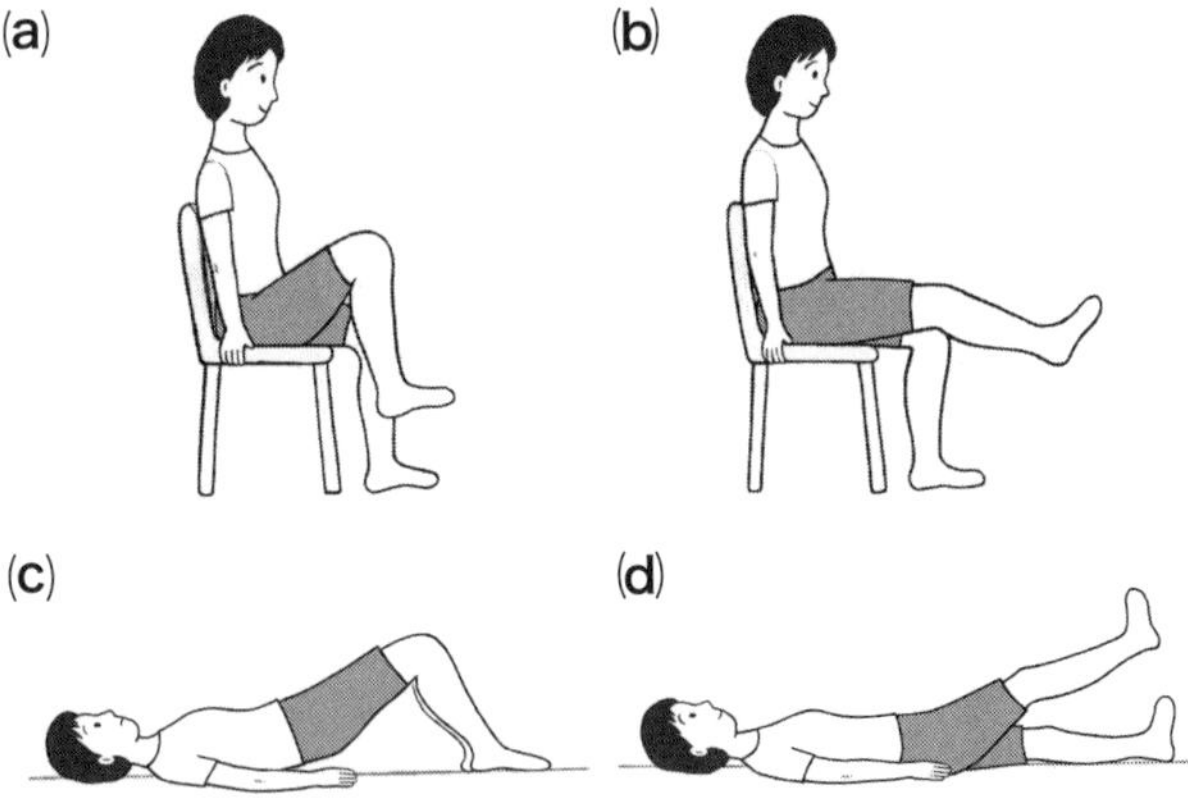

図6-8 レジスタンス運動
運動すると膝や腰に痛みの出る人でもできる運動に「レジスタンス運動」がある。座位、または臥位で行う。代表的なものを4種類示す。(a)〜(d)の説明は本文参照。(イラスト／わたなべきょうこ)

(b)イスに座って脚を上げます（片脚ずつ、一回一〇秒間を五回）。慣れてきたら、同時に両脚を上げましょう（五秒間を数回）。
(c)寝転がってお尻を浮かせます（一回一〇秒間を数回）。
(d)寝転がって脚を上げます（片脚ずつ、一回一〇秒間を数回）。

それぞれ無理のない範囲でできれば効果的です。動き回る運動ではありませんが、筋肉をつける効果があり、注目されています。

高齢者の増加するわが国では、普通の市民がいつでも気軽に運動できる施設や設備があるととてもいいですね。

第7章

「認知症＋予備軍」一〇〇〇万人時代

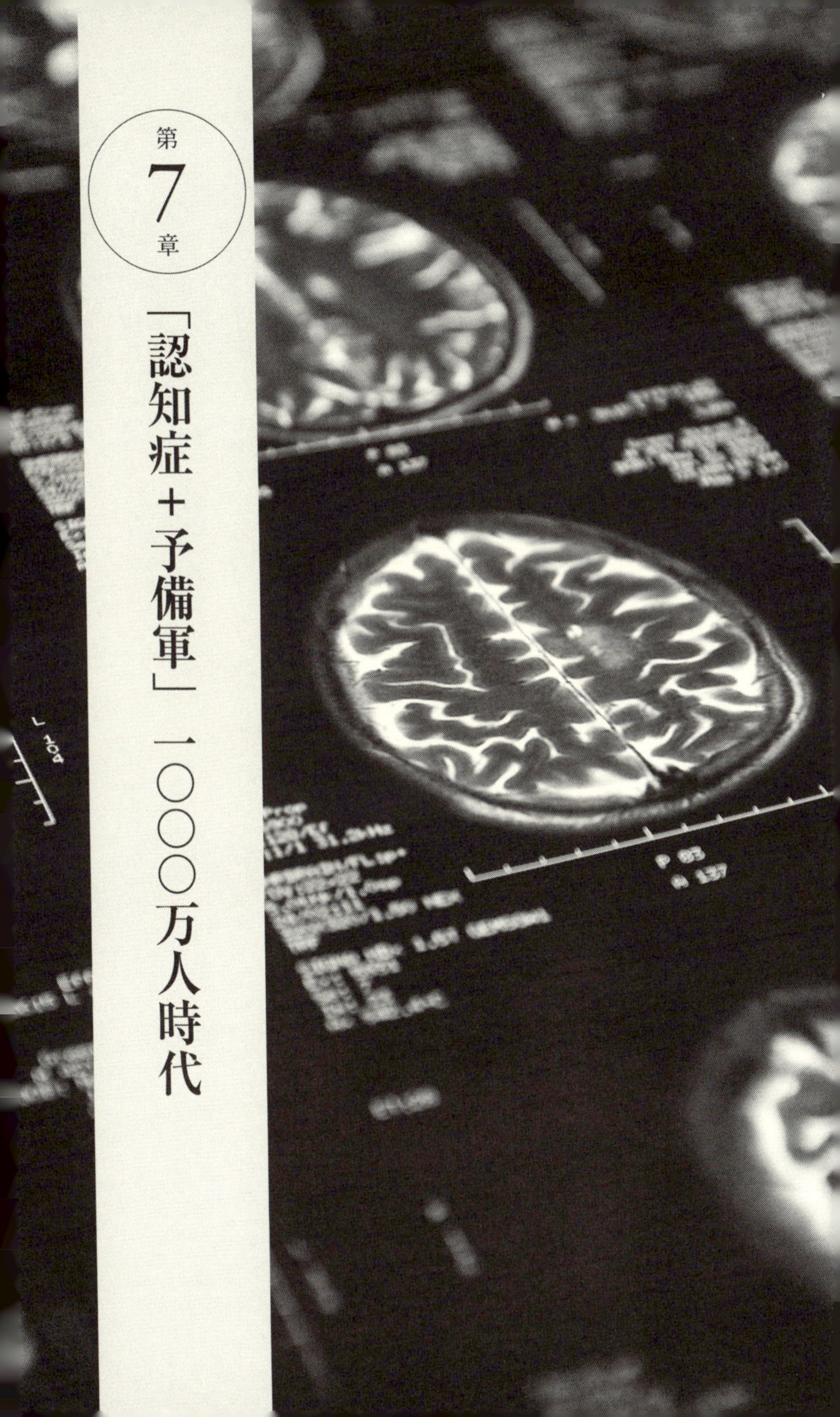

◆「痴呆」から「認知症」へ

わが国では、二〇〇五年（平成一七年）度から本格的な認知症対策が実行されています。痴呆が認知症へと名称変更され、それを単なる用語変更に終わらせず、「認知症を知る」ことを目標に国民的な取り組みが行われました。テレビや新聞でたくさんの認知症解説番組・記事が出たことを覚えている人も多いと思います。

同時に、「認知症サポーター」を一〇〇万人養成する運動が始まり、「キャラバン・メイト（認知症サポーターを養成する講師役）」養成講習会が始まりました。

医師に関係した分野では、「かかりつけ医認知症対応力向上研修」が全国的に開始されました。地域医療を守る一般医や開業医などを対象としたこの研修会には、地域の医師が認知症を知り、診療の中に生かすうえで大きな意義がありました。

私の住む札幌市では、札幌市医師会のモデル事業として二〇〇六年一月に第一回めが行われました。研修会には募集人員の二倍近い応募があり、認知症を学ぼうとする医師の熱気を感じながら開催されました。「認知症サポート医」という新たな医師制度も設置されました。その後「認知症疾患医療センター」の整備が進められ、医療機関同士の連携、医療と介護の連携などを促進するさまざまな制度が整備されました。

二〇一二年(平成二四年)、厚生労働省は新たな認知症対策「オレンジプラン」を打ち出し、二〇一三年度から開始しました。認知症の患者数が四六〇万人を突破し、さらに認知症予備軍も四〇〇万人に達している現状をふまえて策定されたもので、五年間の計画となっています。

◆オレンジプラン

二〇一二年度に厚生労働省が打ち出した「オレンジプラン」は、「認知症+予備軍」一〇〇〇万人時代を予見した計画ととらえることができます。

第一に、認知症の医療・介護に関する医学的・社会福祉的な到達点をまとめて、各種ガイドラインの作成や診療内容の標準化、診療・介護共通パスなどの作成・普及を重点課題としています。また、各地域で医療と介護がスムーズに連携できる体制づくりも課題の一つです。

具体的には、「認知症ケアパス」「アセスメントのための簡便なツール」「認知症の薬物治療に関するガイドライン」「精神科病院入院必要状態像の明確化」「退院支援クリティカルパス」「若年性認知症支援ハンドブック」などが作成されます。当初は細かい診療基準を決めすぎることへの危惧もありましたが、公表された「認知症の薬物治療に関するガイドライン」をみてみると、その心配は杞憂でした。認知症の医療と介護の基本点を全国的に標準化していこうという趣旨に沿ったものとして、妥当な内容と思われます。

オレンジプランの第二の特徴は、認知症の早期発見、特に地域社会の中で問題を抱える認知症の人を早期に発見して対応する取り組みを提案していることです。すなわち、「認知症初期集中支援チーム」の設置、「早期診断等を行う医療機関五〇〇ヵ所整備」などが提案されています。

初期集中支援チームとは、保健師・看護師、作業療法士、介護福祉士などから構成されたチームが医師の協力のもと地域の中に入り、認知症の人への早期対応を進めるものです。この施策は認知症地域ケアの柱の一つとなるもので、次項で詳しく紹介します。

認知症医療支援診療所（仮称）という言葉が登場し、認知症の地域医療において診療所の重要性が打ち出されています。全体として、地域社会全体での医療と介護の連携を図る地域包括ケアの実現の一翼を担っています。

「認知症ケア・スーパーバイズ事業」も始まりました。スーパーバイズとは、福祉・心理分野でよく使われる言葉で、援助、指導などの意味があります。各介護施設で認知症ケアの困難事例が発生した場合に、自治体などが指導・援助のできる専門家を派遣する事業です。

困難事例には、入浴拒否など介護拒否が持続する例、家に帰りたいという帰宅願望が消えず頑固に帰宅を求め、施設から脱出しようとする行為が絶えない事例などが相当します。介護施設事業者には小規模な事業者も多く、困ったときに相談できる体制が望まれていました。

第三に、オレンジプランは一般の病院の職員などを対象とする認知症教育を提案しています。

認知症の人が、骨折や肺炎など病気で一般の病院にかかった際に「せん妄」などの症状が発生し、病院職員が対応にとまどうことがあります。それを危惧して、認知症の人の受け入れに消極的になるケースも出ています。認知症教育を受けていない多くの病院職員に対し、改めて認知症教育を行い、一般病院での認知症対応力を高めようというプランです。二〇一三年度から全国的に実施されており、認知症の家族を抱える人々や介護事業者などから熱烈に歓迎されています。

オレンジプランはまた、「認知症地域支援推進員」を養成し、地域包括支援センターなどに配置するとしています。従来行ってきた対策も継続して強化するとしており、「認知症サポーター六〇〇〇万人養成」「かかりつけ医認知症対応力向上研修」「認知症サポート医養成」などが含まれています。

これからの認知症対策で大切なことは、多くの医師や医療従事者が医療・介護の垣根を越えて認知症の事業に関わることです。オレンジプランは、それを目指して医師や医療従事者向けの各種研修を充実させる目標を定めています。

認知症対策は、少数の専門家のみで行えるものではありません。もともとは脳神経外科医であった私は、十数年前から認知症や老年医療分野に携わるようになりました。脳神経外科を離れた当初は、「何をバカなことやってんのさ」などと、友人たちから言われたこともあります。それが今では、「これからは脳外科より認知症のほうが大事かもしれないな」と励まされる機会も増てくださることが、必要かつ重要なのです。「認知症＋予備軍」一〇〇〇万人時代を前に、認知症対策に多くの人たちが関わってくださることが、必要かつ重要なのです。

◆認知症初期集中支援チーム

オレンジプランで打ち出された画期的な施策に、「認知症初期集中支援チーム」の設置があります。地域の中に出かけていって、認知症の早期発見・早期対応の活動を行います。チームは、保健師や看護師、作業療法士、介護福祉士などから構成され、医師は非常勤で参加します。

この施策は、英国の「メモリーサービス」をモデルに生まれました。英国では、認知症を「記憶（メモリー）の病」ととらえているためか、認知症対応・支援サービスをメモリーサービスと呼んでいます（ただし、記憶障害のみを扱うわけではありません）。

患者・家族、近隣住民、民生委員、医療機関、介護施設、地域包括支援センターなど、あらゆるルートから寄せられた情報に基づいて認知症が疑われる人を対象とします。家庭を訪問し、身体状況や認知症の状況、日常生活の能力と問題点、家族関係、本人の希望などを把握します。当面する緊急対策（医師受診、訪問看護・ヘルパーの導入、宅配弁当の発注など）を手配し、安定したところで（半年以内に）通常のケアマネジャー管理へとバトンタッチします。

現行の介護保険制度で盲点になりがちだった独居の認知症患者、対外的な関わりを拒否するひきこもり高齢者などに対して、きわめて有用な施策となります。単身世帯が増加するわが国では、高齢者の孤立や地域からのドロップアウトを防ぐセーフティネットの一翼となるでしょう。

◆認知症医療――一九九〇年代から二〇〇〇年代へ

一九九〇年代には、認知症の患者さんに対する一般病院の対応は決してよいものではありませんでした。「せん妄」症状への対応が未熟で、認知症の人が入院すると病院は混乱したものです。点滴を引っこ抜いて血だらけになる、酸素マスクを外す、立ってはいけないのに立ち上がる、「家へ帰る」「警察を呼べ」などと大声を出す、などの症状に振り回され、まわりの患者さんたちからは「どうしてこんな人を一緒に入院させるんだ」とクレームがつきます。認知症を患う人への対応で苦労した医師や看護師は、二度と認知症の人を診たくなくなります。

私自身、似たような経験があり、せん妄やさまざまな行動・心理症状への対応能力が低かった頃の出来事とはいえ、いま思い出すと胸が痛みます。

二〇〇〇年代に入ると介護保険制度が導入され、認知症医療は大きく変貌してきました。介護保険制度は主治医による意見書の提出や要介護認定審査など、一般医が認知症に関わる制度設計になっており、各種の研修がさかんに催されました。医師の認知症対応力は、介護保険制度実施を境に急速に深まりました。

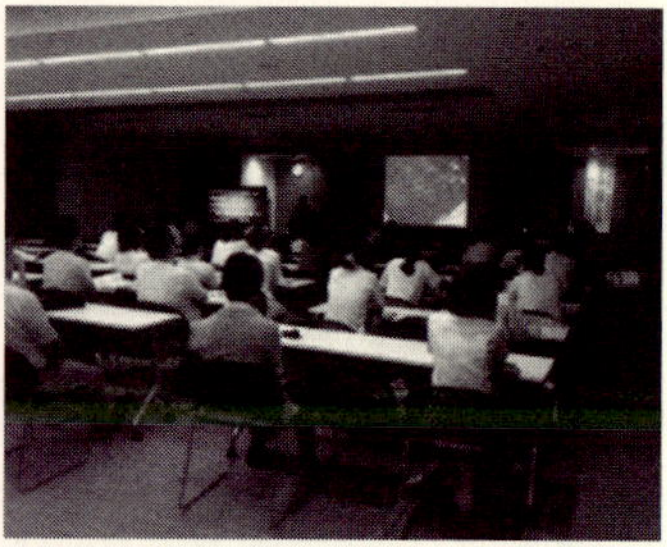

図7-1 臨床病理カンファランスの風景
医師40名、他職種20名ほどが参加した。認知症は、臨床的なデータだけでは確かな診断が下せない。亡くなった時点で解剖させていただき、脳を調べて初めて正しい診断がつく。

各種の研修事業の効果などもあり、地域医療に責任をもって取り組む病院では、認知症の人と正面から向き合う傾向が高まってきました。認知症について学び、正面からきちんと診るならば、認知症の人が病院医療の障害になることはありません。いいかげんな診療であったがゆえに、せん妄や行動・心理症状をコントロールできず、悲惨な結末を招いていたのです。

痴呆が認知症へと改称され、国が認知症対策に積極的に取り組む姿勢を鮮明にし、抗認知症薬が普及して診断・検査法も進歩する中で、認知症をめぐる地域医療は充実・前進していきました。

◆認知症を〝忌み嫌われる病〟へと追いやる判決

まだ暑い秋の日、新築移転した勤医協中央病院の真新しい講堂で、臨床病理カンファランス（CPC）が開かれました（図7－1）。私は司会を務めていました。

検討された事例は六八歳の女性で、病名は多発性脳梗塞です。脳梗塞を起こす以前はいたって健康で、特に症状はありませんでしたが、脳梗塞発症と同時に、認知症とせん妄の症状が現れました。そのまま四ヵ月間、大きく改善することのないまま亡くなられました。

脳内に生じている病気が脳梗塞だけであれば、通常は一～二ヵ月以内にせん妄は収まり、リハビリテーションを開始することができます。しかし、この方の場合は、四ヵ月間ずっとせん妄症状が収まりませんでした。

せん妄症状がなぜ、これほど長期化したのか？　――ドクターたちの関心は、この一点に集まっていました。

病理検査による結果は、予想外の所見を示しました。図７－２に示すように、海馬を中心にアルツハイマー型認知症の病理所見が強く認められたのです。

脳梗塞発症前の元気なときにはまったく認知症の症状を認めなかったにもかかわらず、海馬は、病理学的にはアルツハイマー

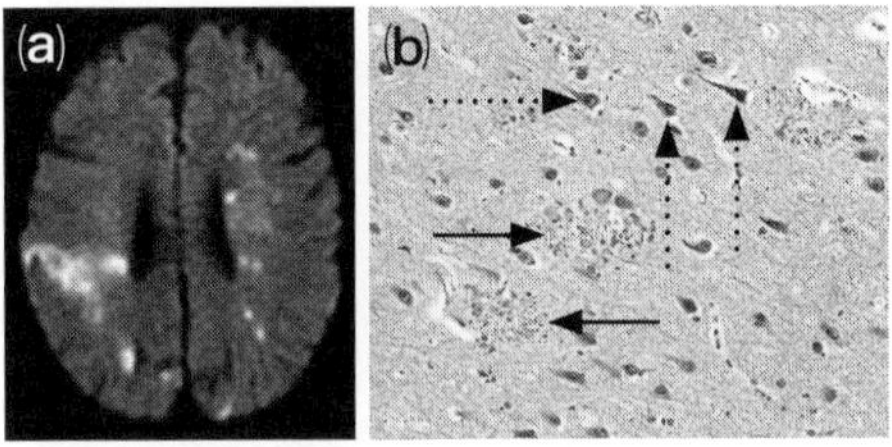

図7-2　元気な頃にはまったく認知症症状のなかった68歳の女性の脳

(a)脳梗塞（画像内の白い部分が脳梗塞病変）の発症と同時に、せん妄症状を示した。通常は１～２ヵ月でせん妄は消えていくが、この例では消えなかった。
(b)亡くなられた後に解剖をさせていただいた。海馬に、アルツハイマー型認知症で認める変化（老人斑は実線→、神経原線維変化は点線→で示す）が認められた。症状のない人でも、認知症は静かに、深く進行する病気であることが明らかとなった。

型認知症の状態になっていたことになります。つまり、無症状ではあったものの、アルツハイマー型認知症がすでに発病・進行していたのです。脳梗塞の発症をきっかけとして認知症が一気に発症し、せん妄も続発して長期化した——こう総括されました。

医学的には従来からわかっていたことですが、まったく症状がなかった人の脳にアルツハイマー型認知症の病変が出ていたことを目のあたりにして、深い感慨を覚えました。——多くの日本人の脳の中で、静かに深く認知症が発症し、進行し始めているのではないか。そして、知らぬまに軽度認知障害（ＭＣＩ）やマイナーな認知症（軽度認知症）が発症してくるのではないか、と。

認知症は、多くの健康な人々の脳を少しずつ蝕《むしば》んでいきます。元気だと思っていたのに突然、物忘れや社会的認知障害に基づくさまざまな問題に巻き込まれかねません。そんな思いにとらわれていたある日、驚くべきニュースに出会いました。

二〇〇七年一二月、認知症の男性（九一歳、要介護四）が徘徊の途中、ＪＲの線路内に入り込み、電車にはねられて死亡しました。ＪＲ側は、事故処理にかかった費用（約七二〇万円）を家族に請求します。裁判では家族の見守り責任が認められ、支払いが命ぜられました（二〇一三年八月には名古屋地裁で約七二〇万円全額について、二〇一四年四月の名古屋高裁では約三六〇万円について妻の責任を認定した）。

事故当時、妻は八五歳で要介護一、高裁判決時には九一歳になっていました。認知症に関わる多くの人たちに衝撃を与えた判決でした。二〇一四年一〇月末時点で最高裁の判決は未確定ですが、一審、二審の判決の論理がまかり通ってしまうと、日本社会は大変なことになるでしょう。

認知症の患者数は急増しており、その大部分は在宅で生活・療養しています。認知症の人が見守りのすきにいなくなってしまうことは、ひんぱんに起こることです。完全に防ぐことは不可能だと断言していいでしょう。家族だけが責任を問われる世の中になってしまえば、認知症は〝忌み嫌われる病〟となっていくに違いありません。

今ここで、先の判決の是非を論議することはしません。しかし、こうした判決が是認される社会においては、「認知症の人とともに暮らす街づくり」など簡単に破綻してしまうでしょう。認知症の人に起因するさまざまな事故をどう防ぐか、地域ぐるみでどういう対策を検討するか、幅広く議論し、対策を講じていくことこそが重要であることを強調しておきたいと思います。

◆「認知症＋予備軍」一〇〇〇万人時代に

先にも指摘したとおり、私たちの暮らす日本は、一〇人に一人が認知症、またはその予備軍という時代をやがて迎えます。認知症を患う人たちがつねに身近に生活している時代の到来を控え、私たちにはより深く認知症について学ぶことが求められていると思います。ビジネスのスタイルやビジネスチャンスも、認知症抜きには考えられない時代になってきたと言えましょう。「認知症の人とともに暮らす社会」においては、認知症の人の安全・安心だけではなく、地域社会の安全・安心を守る視点が必要になってきます。妄想に基づく隣人とのいさかい、車の誤運転による事故、失火やゴミ屋敷化による近隣への迷惑や被害、さまざまな事故……。最近は新聞報道等でも、この分野の実態が浮き彫りにされるようになってきました。

二〇一二年における「認知症とその疑いのある行方不明者」は九六〇七人、捜索の結果、死亡が判明した人が三五九人、行方不明のままの人が二一九人だといいます（「毎日新聞」二〇一四年一月二九日付朝刊）。また、二〇〇五年から二〇一二年までの八年間で、鉄道事故が一四九件起き、一一五人が亡くなっています（「毎日新聞」二〇一四年一月一二日付朝刊）。

事故の大部分は、線路に入り込んで列車にはねられたものです。高速道路に徒歩や自転車で入り込むことも稀ではなくなっています。高速道路での車の逆走についても問題となっています。高速道路六社は二〇一四年九月、二〇一一〜一三年に高速道路での車による逆走で事故または車両確保にいたった事案が五四一件あり、そのうち三七％にあたる二〇〇件で、ドライバーに認知症が疑われたと発表しました。

火事の原因はタバコや漏電、放火、火の不始末などと分類されますが、認知症がどの程度の割合で関わっているのかは解明されていません。今後、さまざまな事故の原因として、認知症が関与している割合を明らかにしていくことが大切です。

認知症サポーターは、当初の予定を大幅に上回って養成されていますが、その活動のあり方は必ずしも明確ではなく、地域ごとの特徴をもった具体的指針が打ち出されているわけでもありません。「認知症高齢者見守りSOSネットワーク」というしくみの充実・活用や、オレンジプランで提起された多くの施策の活用も重要です。

長生きをすれば、多くの人が認知症になる時代です。自分だけが逃れることはできません。認知症の人が安心して暮らせる地域社会を実現できれば、そこでは子供たちや女性を含む、一般市民の誰もが安心して暮らすことができるでしょう。

そのような地域社会をつくるという目標をもって、私たちにはもう一歩、積極的に認知症を学び、理解し、認知症の人との関わり合いに参加することが求められます。その際に、ぜひ社会脳の視点をもって、認知症の理解に取り組んでいただければと願っています。

◆社会脳を守ろう

二〇一三年一〇月末、私は網走市を訪ね、「社会脳科学からみた認知症」と題して講演を行いました。

一〇月末のオホーツクにしては気温二〇度と予想外に暖かく、女満別《めまんべつ》空港から網走市へと走る国道沿いには、森と湖、畑と川、緑の残る荒野が美しく広がっていました。講演は網走市ケアマネジャー連絡協議会主催で、広くオホーツク管内（清里町や斜里町《しゃりちょう》など）から認知症ケアに関わる人たちが多数参加してくださり、私は「約束」を果たすことができました。

その前年（二〇一二年）の夏、初めて網走市で講演をさせていただいた私は、社会脳理論を応用して認知症を解釈する試みについて、対外的には初となる内容を語りました。講演に対する反響は大きく、多くの人から「社会脳に関する部分がとても面白かった」「社会脳という言葉を初めて知った、もっと聞きたい」という感想が寄せられました。

居酒屋に席を移して開催された懇親会では、初対面の人たちとふしぎなほど親しく語り合って飲み明かし、必ずもう一度、続編となる講演を行うために網走を再訪することを約束したのです。網走での反響の大きさに驚いた私は、講演内容を「認知症の新しい理解――社会脳科学からみた認知症」と題する論文（『介護新聞』二〇一二年秋）として発表しました。この論文にも少なくない反響があり、認知症を社会脳の視点でとらえることの大切さを改めて確信しました。

*

認知症の人の不可解な言動に、家族や介護者は困惑し、溜め息をつきます。

――話している最中にプイッと無視して立ち去っていく

――自宅にいるのに「家に帰る」と繰り返し言い、出て行こうとする

――病気であることを自覚できず、病院に連れて行こうとすると怒り出す
――ちょっとしたことですぐに怒り、ときに暴力をふるう
――介護する家族の大変さを理解してくれない

こうした症状がなぜ起きるのか？　脳のどういう部分の異常として解釈できるか？　――介護者たちはみな、悩みながら答えを求めていました。

特に、彼らの関心を最もひいてきたのは、認知症の人の心や感情に関する問題点でした。無視、怒り、拒否、興奮、引きこもり、平然とした作話……。従来はなかなか納得のいく解釈ができなかったこれらの問題に、現時点で最も的確な説明を与えてくれるのが社会脳科学的な理論です。

網走市を皮切りに、幾度となく「社会脳科学からみた認知症」あるいは「社会脳の視点から認知症を考える」というタイトルで講演を行ってきました。聞いてくださった人々はほとんど例外なく、「社会脳と認知症」の関係に関心を示してくださいました。社会脳の考え方を用いることで、初めてまともな解釈が可能になった症状が少なくなかったからです。

繰り返しご紹介してきたように、二〇一三年五月には米国精神医学会が認知症の診断基準に「社会的認知の障害」を導入し、限られた人たちだけが社会脳という概念を使っていた時代が終わりを告げました。認知症に関わるすべての人が、社会脳、社会脳科学を学ぶ時代が来たので

す。網走市から始まった私の「社会脳からみた認知症」講演行脚は、一つの節目を迎えました。

社会脳は、決して認知症に関してのみ大切なものではありません。自閉症などの発達障害、脳卒中や頭部外傷後の高次脳機能障害、統合失調症をはじめとする精神疾患など、広い範囲で社会脳の障害が研究されています。

社会との正しい関係、社会の人々、自分を取り巻くまわりの人々との良好な関係を築くためには、社会脳の正しい活動が不可欠です。社会のあり方そのものも、大きく関連してきます。人間にとって暮らしやすい社会の実現こそが、社会脳の正しい活動を保証します。四四年前に都筑卓司氏が予言した〝人類の滅亡〟が訪れることのないよう、私たちは、社会と社会脳を守っていかなければなりません。

都筑氏が予言した、人類を救う「マックスウェルの悪魔」は、現代で言うならば社会脳を守る活動そのものであると思われます。来るべき時代が人間にとって真の意味で豊かな時代となるよう、私も私なりの思索と活動を続けていきたいと考えています。

あとがき

　二〇一二年の末、神楽坂の小料理屋で倉田卓史氏（講談社ブルーバックス出版部副部長）と食事をご一緒させていただきました。初めての著書の出版のささやかな慰労会であり、私の側からはお礼を申し上げるための場でした。いろいろな話題で盛り上がり、楽しい時間を過ごすことができました。席上、第二作の企画に話が及び、私は社会脳科学の視点から認知症を解説する著作を提案し、ご了解いただきました。

　私が社会脳科学の勉強を開始したのは二〇〇八年頃でしたが、ここ数年の進歩は著しく、自閉症スペクトラム障害やいくつかの精神疾患の病態解析で成果を挙げています。また、米国精神医学会で認知症の診断基準に「社会的認知の障害」が盛り込まれることが予告されていました（正式決定は二〇一三年五月）。こうした流れに刺激されて企画した第二作『社会脳からみた認知症』を無事完成させることができ、うれしく思うものです。

　倉田氏と会食していた時期、実は私は心筋梗塞に襲われていました。それらしい強い症状が出なかったために、気づくことなく過ごしていましたが、翌二〇一三年一月の職場の健康診断で発見されました。心臓カテーテル検査とステント手術を受けて回復し、今日にいたっています。本書執筆の予定は若干遅れましたが、二〇一四年の初めには第一次稿ができ上がりました。支えてくれた職場の同僚、主治医、妻、二人の子供など、多くの方々に深く感謝するものです。

本書を準備する過程では、第一作と同じように倉田氏と文章の一行一行、図表の一つ一つを吟味しながら執筆を進めました。その作業は、本書に命を吹き込む作業だと感じました。指摘を受けて改稿する中で、徐々に内容が新たな質を獲得していることを実感したものです。私の稚拙な文章に長時間にわたって付き合い、励まし続けてくださった倉田氏に心から感謝するものです。

本書では定説として確立していない仮説レベルの理論を用いたり、私自身のオリジナルデータを使用して記述を行った部分もあります。やや言い過ぎと思われる記述、表現もあるかもしれません。認知症という病気を、できるだけわかりやすく解説したいと思う気持ちの表れと受け止めていただければ幸いです。読者の皆様のご批判・ご指摘をいただきたいと切に願っております。

＊

出版の打ち合わせのために講談社を訪問する際、私はＪＲの飯田橋駅または水道橋駅近辺のホテルを利用します。水道橋駅界隈には、若干の思い出があります。

五歳のとき、浦和市（現さいたま市）に住んでいた私は肺結核と診断され、水道橋の結核予防会病院に一年ほど通院しました。通院は苦痛でしたが、自宅への帰途、秋葉原駅で当時の地元では目にしたことのなかったコーヒー牛乳を飲ませてもらえることは無上の楽しみでした。余談ながら、JR秋葉原駅のミルクスタンドは、約六〇年前の当時とあまり変わっていないように思われ、通るたびに感慨を覚えます。

高校生になると、ふたたびこの地に足を踏み入れました。吹奏楽部に所属していた私は、年間予算一三万円少々のお金を握りしめて、この街の楽器屋を訪ね歩きました。この界隈には中古の良品を高校生に格安で提供してくれる楽器店があったのです。当時の私たちが使用していた楽器はメッキが剝げ、ところどころに凹みができ、微妙に音程が外れていました。そんな楽器を一掃するために、街中を歩き回ったものです。やがて、神保町へといたる一帯が古本と出版の街であることを知り、本の魅力に目覚めていきました。

それから四〇年、著書の刊行のためにこの街に戻ってきた……。ふしぎな縁を振り返り、関係の皆様に深く感謝するものです。

＊

図5－2、図5－3、図6－8として掲載したイラストは、私と中学の同級生（浦和市立大原中学校、現さいたま市立）で絵本作家のわたなべきょうこさんが描いてくれました。素敵なイラストを描いてくださったわたなべきょうこさんに心からお礼申し上げます。

また、本書執筆の意欲は、前著に引き続いて札幌市の認知症支援事業の仕事の中で培われたものです。札幌市認知症支援事業推進委員会の皆様、札幌市保健福祉局介護保険課・認知症支援担当係の皆様、北海道若年認知症の人と家族の会役員の皆様、北海道認知症の人を支える家族の会役員の皆様、私の勤務先であり、認知症診療をいつも支えてくださった勤医協中央病院の関係の皆様をはじめ、多くの方々にお礼申し上げます。

講談社ブルーバックス出版部・倉田卓史副部長なくして、本書が完成することはありませんでした。改めて衷心よりお礼を申し上げるものです。

伊古田 俊夫

平成二六年一〇月末日

参考文献

David Premack, Guy Woodruff :
Does the chimpanzee have a theory of mind?, Behavioral and Brain Sciences, 1978.

Brothers, L.: The social brain: A project for integrating primate behavior and neurophysiology in a new domain, Concepts in Neuroscience, 1, 27-51, 1990.

Marco Iacoboni, et al.:
Cortical Mechanisms of Human Imitation, Science, 286, 2526-2528, 1999.

Raichle, M. E. et al.:
A default mode of brain function, Proc. Natl. Acad. Sci. USA, 98, 676-682, 2001.

都筑卓司　『新装版マックスウェルの悪魔』　講談社ブルーバックス　二〇〇二年

Okuda, J.et al.:
Thinking of the future and past: the roles of the frontal pole and the medial temporal lobes, Neuroimage, 2003.

Rapp, A. M. et al.:
Neural correlates of metaphor processing, Cogn. Brain Res., 2004.

Greene, J. D. et al.:
The Neural Bases of Cognitive Conflict and Control in Moral Judgment, Neuron,
Vol. 44, 389-400, October 14, 2004.

Birbaumer, N. et al.:
Deficient fear conditioning in psychopathy: a functional magnetic resonance imaging study, Arch. Gen. Psychiatry, 2005.

Abe, N. et al.: Dissociable Roles of Prefrontal and Anterior Cingulate Cortices in Deception, Cerebral Cortex, Vol. 16(2), 192-199, 2006.

村井俊哉　『社会化した脳』　エクスナレッジ　二〇〇七年

朝田隆編著　『軽度認知障害［ＭＣＩ］』　中外医学社　二〇〇七年

池田学　前頭側頭型認知症の症候学　『臨床神経学』48 : 1002-1004, 2008

Damien A. Fair, et al.:
The Maturing architecture of the brain's default network, PNAS, 105, 4028-4032, 2008.

村井俊哉　『人の気持ちがわかる脳』　ちくま新書　二〇〇九年

ジョン・レイティら
『脳を鍛えるには運動しかない！――最新科学でわかった脳細胞の増やし方』　日本放送出版協会　二〇〇九年

Mary Helen Immordino-Yang et al.:
Neural correlates of admiration and compassion, PNAS, 2009.

Hidehiko Takahashi et al.:
When Your Gain Is My Pain and Your Pain Is My Gain, Neural Correlates of Envy and Schadenfreude, Science, 2009.

日本神経学会監修
『認知症疾患治療ガイドライン２０１０』　医学書院　二〇一〇年

山口晴保編著　『認知症の正しい理解と包括的医療・ケアのポイント（第２版）』　協同医書出版社　二〇一〇年

苧阪直行編『脳イメージング』　培風館　二〇一〇年
苧阪直行編『社会脳科学の展望　社会脳シリーズ1』　新曜社　二〇一二年
苧阪直行編『道徳の神経哲学　社会脳シリーズ2』　新曜社　二〇一二年
村井俊哉　統合失調症と社会脳　精神医学アドバンスフォーラム　Psychiatry Today, Supplement 11
エーザイ・ファイザー社　二〇一二年
池谷裕二『脳には妙なクセがある』　扶桑社　二〇一二年
伊古田俊夫『脳からみた認知症』　講談社ブルーバックス　二〇一二年
伊古田俊夫　認知症の新しい理解—社会脳科学からみた認知症　『介護新聞』（五回連載）　二〇一二年
千住淳『社会脳の発達』　東京大学出版会　二〇一二年
Maki, Y. et al.: Communicative competence in Alzheimer's disease: metaphor and sarcasm comprehension, Am. J. Alzheimers Dis. 28(1), 69-74, Feb. 2013.
池谷裕二『単純な脳、複雑な「私」』　講談社ブルーバックス　二〇一三年
苧阪直行編『注意をコントロールする脳　社会脳シリーズ3』　新曜社　二〇一三年
苧阪直行編『美しさと共感を生む脳　社会脳シリーズ4』　新曜社　二〇一三年
American Psychiatric Association: Diagnostic and Statistical Manual of Mental Disorders: DSM-5, 2013.
吉中丈志『仕事と生活習慣病』　幻冬舎経営者新書　二〇一三年
ラリー・R・スクワイア、エリック・R・カンデル『記憶のしくみ』上・下　講談社ブルーバックス　二〇一三年
伊古田俊夫　回復期リハビリテーション病棟での認知症対応　Medical Rehabilitation, No. 164, 39-43, 2013. 11

【た行】

【な行】

【さ行】

【アルファベット】

【あ行】

【か行】

さくいん

【社会脳に関連する脳部位】

N.D.C.491.371　238p　18cm

ブルーバックス　B-1889

社会脳《しゃかいのう》からみた認知症《にんちしょう》
徴候を見抜き、重症化をくい止める

2014年11月20日　第1刷発行

著者　伊古田俊夫《いこたとしお》
発行者　鈴木　哲
発行所　株式会社講談社
〒112-8001　東京都文京区音羽2-12-21
電話　出版部　03-5395-3524
販売部　03-5395-5817
業務部　03-5395-3615
印刷所　(本文印刷)慶昌堂印刷株式会社
(カバー表紙印刷)信毎書籍印刷株式会社
製本所　株式会社国宝社

定価はカバーに表示してあります。

ISBN978－4－06－257889－9

発刊のことば

科学をあなたのポケットに

　二十世紀最大の特色は、それが科学時代であるということです。科学は日に日に進歩を続け、止まるところを知りません。ひと昔前の夢物語もどんどん現実化しており、今やわれわれの生活のすべてが、科学によってゆり動かされているといっても過言ではないでしょう。

　そのような背景を考えれば、学者や学生はもちろん、産業人も、セールスマンも、ジャーナリストも、家庭の主婦も、みんなが科学を知らなければ、時代の流れに逆らうことになるでしょう。

　ブルーバックス発刊の意義と必然性はそこにあります。このシリーズは、読む人に科学的に物を考える習慣と、科学的に物を見る目を養っていただくことを最大の目標にしています。そのためには、単に原理や法則の解説に終始するのではなくて、政治や経済など、社会科学や人文科学にも関連させて、広い視野から問題を追究していきます。科学はむずかしいという先入観を改める表現と構成、それも類書にないブルーバックスの特色であると信じます。

一九六三年九月　　野間省一